ATHLÈTE CORPORATIF

ATHLÈTE CORPORATIF

Le parcours vers le succès

ALAIN Y. SICOTTE, B. Ed.

Avec la collaboration de
Pierre Marchesseault

CreateSpace
An Amazon.com Company

Dépôt légal : 3e trimestre 2014
Bibliothèque et Archives Nationales du Québec

ISBN-13 : 978-1497393226
ISBN-10 : 1497393221

Couverture : © iStockphoto/Droits payés

Web : www.groupesicotte.com
Email : alain@groupesicotte.com

À Cathy,
Christie et Ryan.

NOTES DE L'AUTEUR

Il y a plusieurs parcours que l'on emprunte tout au long de sa vie. Évidemment, nous cherchons tous à trouver celui qui saura à la fois être le plus court et celui qui nous mènera à bonne destination. Votre parcours financier est un chemin rempli de bonnes décisions prises au bon moment. Il est aussi probablement marqué par de moins bonnes décisions où toutefois vous avez su en corriger le tir et tout de même atteindre vos objectifs de rendement. Quant à votre parcours santé, vous seul le connaissez bien. Votre corps et l'énergie qu'il dégage en disent long sur ses perspectives d'avenir. Et puisque vous êtes le seul à y faire face tous les matins devant votre miroir, il n'en tient qu'à vous de prendre en main sa destinée et, si nécessaire, corriger le tir, quitte à demander de l'aide de professionnels en la matière tout comme vous le faites déjà pour votre patrimoine financier.

Dans ma carrière de conseiller en placement et planification financière, j'ai bien trop souvent vu des gens brillants réussir leur carrière avec éclat, mais aussi trop souvent au détriment de leur santé. À quoi pourrait servir le fruit de cette belle réussite si vous n'avez pas la santé ?

Le parcours que nous vous proposons est un parcours santé inspiré par notre philosophie en matière de conseil financier. Il s'agit ni plus ni moins que d'une feuille de route proposant différentes approches pour vous aider à atteindre un rendement physique à la hauteur de votre dynamisme et de vos ambitions, aussi personnels soient-ils.

À la manière d'un quart-arrière, je souhaite vous aider à atteindre la zone des buts où se trouve un équilibre qui correspond bien à votre style de vie. Avec notre équipe d'experts, nous voulons ajouter un élément essentiel à votre réussite, celui d'une bonne santé physique capable de faire de vous un athlète corporatif de haut niveau.

Alain Y. Sicotte

TABLE DES MATIÈRES

PARTIE 1 : STYLE DE VIE

UN : Trouver votre équilibre   17
Ce que ce livre devrait vous apporter

DEUX : Restriction volontaire   35
Une bien mauvaise idée

TROIS : Faire son autoportrait   49
Une façon simple de se voir tel que l'on est

QUATRE : Changer d'habitudes   67
Ça commence par un changement d'attitude

PARTIE 2 : AUDIT DU PATRIMOINE

CINQ : Le bilan   87
Surplus versus déficit

SIX : Les données   103
Créer son propre indice des valeurs

SEPT : Le rapport au risque   121
Objectifs réalistes et taux de tolérance

HUIT : Le but   139
Équilibre physique et financier à long terme

PARTIE 3 : PLAN DE MATCH

NEUF : La ligne des buts 157
Un parcours tracé à l'avance

DIX : Jouer pour gagner 175
La santé, c'est du sérieux

ONZE : Le podium 193
La théorie du mérite

DOUZE : Le parcours 209
Un petit guide de survie

PRÉFACE

La première fois que j'ai rencontré Alain Sicotte, c'était par affaires, et étonnamment ou pas, nous avons parlé de tout, sauf d'affaires. Au premier abord, sa personnalité ne dominait pas la rencontre, mais s'imposait d'elle-même. Sa passion pour la gestion, pour l'organisation, pour la façon de faire et de livrer la marchandise se transcendait. Je savais dès les premières minutes que j'avais devant moi un de ces spécimens rares qui savait mettre en oeuvre, et ce dans tout ce qu'il pouvait entreprendre, le concept du « *Just do it* ».

Réputé pour sa grande capacité à s'occuper du patrimoine financier de ses clients, il ne faisait aucun doute qu'il savait tout aussi bien s'occuper de lui-même. Ça se voyait, et surtout, ça semblait contagieux. Doté d'une forme physique resplendissante, il est devenu tout naturel pour nous de parler de gestion de la santé, de savoir comment arriver à cette image idéale de nous-même qui, pour la plupart d'entre nous, restera malheureusement bien enfouie dans nos rêves inachevés.

Alain m'a alors parlé de son concept d'athlète corporatif, de ces gens qui savent intégrer la gestion de leur santé dans leur vie de tous les jours et être en mesure d'avoir la capacité mentale et physique pour relever n'importe quel défi. L'idée était intéressante, certes le concept me plaisait dès le départ. Et comme il s'agissait beaucoup plus pour lui d'un style de vie que d'une vision détaillée de la gestion de sa santé, je lui proposai de mettre sur papier cette approche qui, de toute évidence, donnait des résultats probants.

Bien que je connaissais sa réputation d'affaires, je me suis renseigné sur l'individu. J'y ai découvert un personnage encore plus grand que nature. Même s'il détient un baccalauréat en éducation physique de l'Université McGill, sa passion pour la gestion de la santé va bien au-delà du simple concept « bouger plus, manger mieux ». C'est d'abord sa capacité à transmettre cette passion qui m'a poussé à collaborer sur ce livre.

Nous avons entrepris de décrire une approche toute simple, mais surtout de déboulonner tous les mythes qui nous empêchent d'atteindre nos objectifs, et pour finalement démontrer qu'il vaut mieux adapter son style de vie plutôt que de le restreindre. Bref, nous avons faits d'innombrables recherches pour nous amener à jeter les bases nécessaires qui nous permettent d'atteindre le portrait idéal de ce que nous sommes vraiment, de ce que nous avons toujours voulu être.

La vision d'Alain repose sur un concept fort simple, l'équilibre. Et c'est de cette recherche de l'équilibre dans tout que nous avons d'abord voulu comprendre pourquoi il semblait à ce point hors de portée pour la plupart des gens. Toutefois, la réponse était bien simple, tout près. Il faut d'abord comprendre où se situe notre équilibre au point de départ si on veut savoir où on veut aller. Ça semble évident, mais c'est cette première marche ratée qui nous fait louper toutes les suivantes.

En effet, Alain a toujours voulu, dès le départ, bien saisir l'ensemble de la situation, tant dans le domaine de la gestion financière que celui de la santé, afin de se faire un portrait global qui marquera indéniablement le point de départ de l'élaboration d'une stratégie gagnante.

Une fois que l'on sait où on se situe sur le terrain, on sait par la même occasion où se trouve la ligne des buts. Le plan de match devient alors une évidence même. Qui plus est, les outils pour y arriver sont les mêmes en gestion de la santé qu'en gestion du patrimoine financier. Et c'est à partir de cette notion que j'ai compris que si Alain pouvait avoir autant de succès en gestion financière, il pouvait en avoir tout autant en gestion de la santé.

En fait, son principal atout repose d'abord et avant tout sur sa grande capacité à bien saisir la situation de départ. Il sait également bien s'entourer. Il sait motiver une équipe qui ira bien au-delà des objectifs de base. Il connaît aussi ses propres limites et sait quand vient le temps de faire appel à un coéquipier pour prendre le relais.

Toute cette philosophie de gestion qui semble lui être si naturelle est maintenant décrite dans cet ouvrage. J'ai eu un immense plaisir à y travailler, j'y ai découvert bon nombres de points de vue qui sont venus, à mon tour, changer mon style de vie.

Tout au long de notre processus de recherche et d'écriture, j'ai tout naturellement mis en application ce qui nous décrivons dans les pages qui suivent. J'ai perdu une trentaine de livre, et j'ai finalement le poids santé dont j'ai toujours rêvé. Je suis dans une forme resplendissante, je n'ai jamais eu autant d'énergie. Je me sens à la hauteur de tous les défis que la vie me propose.

Encore une fois, Alain Sicotte a réussi à faire d'un simple individu un athlète corporatif. Je ne peux que le remercier de m'avoir offert le privilège de travailler sur son premier livre et d'avoir enfin changer ma vie.

Pierre Marchesseault

PARTIE 1

STYLE DE VIE
Une vie qui vous ressemble

« Ce n'est pas le vertige qui hante le funambule, c'est l'équilibre qu'il doit maintenir pas à pas. »

\- Charlie Chaplin

UN

TROUVER VOTRE ÉQUILIBRE
Ce que ce livre devrait vous apporter

Réussir sur le plan professionnel - *check* ! Réussir sur le plan familial - *check* ! Réussir sur le plan amoureux - *check* ! Réussir sur le plan personnel - euh… check ? Ça inclut la santé ? La réponse est oui. Si vous pouvez cocher cette liste sans aucune hésitation, vous êtes une personne exceptionnelle, n'en doutez même pas.

Très rares sont les personnes qui peuvent se vanter d'avoir réussi sur tous ces plans, quoique bien des gens le crient haut et fort pourtant. Ils mentent alors ? Certainement pas, du moins pour la plupart, car ils ne se connaissent tout simplement pas ou ont, bien malgré eux, une image biaisée de qui ils sont vraiment.

Pourtant, s'il y a bel et bien une image qui ne trahit pas, c'est bien celle de votre corps, le seul véhicule dont vous disposez pour réussir sur tous les autres plans. C'est bien pour cette raison que depuis plus de vingt-cinq ans, ce que je m'efforce de faire avec mes clients, c'est de les voir tels qu'ils sont et non tels qu'ils prétendent être. Je tente de voir à travers eux, trouver le trait qui les rend uniques à mes yeux afin de leur offrir un plan de match qui leur ressemble et qui, en bout de piste, finira tout de même par les surprendre. Peu importe le style de vie que vous affichez, votre corps lui, cette image de vous qui vaut mille mots, saura, d'une façon ou d'une autre, révéler votre portrait réel. Combien de fois ai-je pu rencontrer des clients prospects qui me racontaient de bien belles choses, alors que leur image corporelle me disait tout le contraire. Je ne juge pas selon les apparences, loin de là, mais on finit toujours par dégager ce que nous sommes vraiment, et c'est tant mieux.

C'est dans cet esprit que j'ai développé mon approche d' « athlètes corporatifs » en tant que conseiller en placement et planification financière. En fait, il s'agit de personnes de nature hautement compétitive qui savent intégrer la santé physique dans leur équation d'affaires afin de se doter de la capacité mentale pour relever n'importe quel défi.

La plupart de mes clients sont de vrais athlètes corporatifs, ou du moins sont en voie de le devenir. D'autres ont tout simplement ce potentiel bien enfoui au fond d'eux-mêmes. C'est mon rôle en tant que conseiller financier de leur faire découvrir cette réalité d'eux-mêmes, et je crois qu'il est de mon devoir de les encourager à en tirer le meilleur parti et ainsi leur permettre de bénéficier d'un style de vie qui leur convient en tous points. À quoi pourrait servir un patrimoine financier bien équilibré si on n'a pas la santé pour en profiter. C'est bien plus qu'une simple marque d'attention de ma part, c'est une appréciation de ce que mon client a accompli et je veux pouvoir l'aider au maximum à en profiter. À la limite, je vais même jusqu'à dire à la blague, que plus mes clients vivront vieux, plus je ferai de l'argent.

Une chose est plus que certaine toutefois, bien connaître mon client, voir en sa personnalité, et peut-être même au-delà, est très certainement le point de départ d'une collaboration profitable à tous points de vue. De cette façon, les résultats que j'obtiens sont toujours à la hauteur de leurs attentes et collent en tout point à leur propre réalité. Et si je peux les aider à découvrir une toute nouvelle facette d'eux-mêmes, je fais assurément d'une pierre deux coups. Devenir un athlète corporatif demande des efforts et du soutien, mais le coup en vaut vraiment la peine. C'est là que mon équipe peut contribuer grandement à votre succès.

Le but de cet ouvrage n'est pas de vous fournir une autre recette miracle pour réussir dans tout ce que vous entreprenez. Quoi qu'il en soit, si de telles formules magiques existaient, il n'y aurait plus de livre à écrire sur le sujet depuis fort longtemps. Or, c'est tout le contraire qui se produit. Il y a plus de livres sur les régimes amaigrissants que jamais, plus de produits en version légère qu'auparavant, et encore plus de programmes d'entraînement aussi bizarres que les gadgets qui viennent avec et pourtant il n'y a jamais eu autant de gens qui n'ont pas un poids santé ou n'arrivent tout simplement pas à faire ce qu'ils veulent sans exiger bon nombre d'efforts et une surdose de motivation. Je souhaite tout simplement vous aider à atteindre un équilibre physique qui vous permettra de profiter pleinement de tout ce que vous avez réussi à bâtir.

Au départ, les athlètes corporatifs sont des gens à qui tout semble réussir. Une chose est certaine toutefois, ils ne laissent jamais leur santé sur la voie d'évitement dans leur parcours. Ils savent prendre les choses en main, et surtout, savent bien s'entourer. Ils se dotent d'une équipe de gagnants et, non seulement ils récoltent le fruit de leur stratégie, ils ont la santé physique et mentale pour tirer le meilleur de toutes les opportunités et défis qui peuvent se présenter à eux. Par-dessus tout, ils savent saisir les opportunités en temps et lieu. Ils ont la capacité de réaliser leurs objectifs du premier coup à tout coup.

Parcours santé versus parcours financier
Étonnamment, le parcours santé se compare aisément au parcours financier. Comme le funambule, la seule façon de réussir son parcours est de con-

server un équilibre parfait et s'ajuster de façon constante sans brusquer quoi que ce soit. Au moindre geste brusque, c'est la chute fatale.

C'est pour cette raison que je ne crois pas aux recettes miracles, tant sur le plan financier que sur le plan physique. Somme toute, nous sommes ce que nous faisons à répétition, tout est donc question d'habitudes. Et comme une habitude est un mécanisme solidement ancré en nous, les diètes sévères et les programmes d'entraînement drastiques viennent non seulement tout bouleverser, ils s'attaquent directement à ce que nous sommes sans nous donner aucune chance de succès et nous laissent en plan une fois l'exercice terminé.

Lorsque l'on veut changer, il faut se donner du temps, et ce, à tous points de vue. En fait, c'est la première chose que j'applique avec un nouveau client. Je ne m'attends pas à ce qu'il me confie tous ses avoirs du premier coup, et ce n'est pas le but que je cherche de toute façon. Je veux d'abord et avant tout avoir un portrait global de l'ensemble de sa situation, incluant évidemment même ce qu'il ne me confiera pas, du moins de prime abord. Je prends également le temps de parler avec mon client. On parle de tout et de rien, de ses bons et mauvais coups, de ses rêves et ambitions, de ses passions, et plus encore. J'apprends à le connaître, à voir même à travers lui. On n'en est pas encore à établir son rapport au risque, ni son taux de tolérance, loin de là. On jase, tout simplement.

Mon but premier est de voir si le client est bel et bien celui qu'il prétend être. Et pour que ça arrive, ça prend du temps. Si je pouvais voir exactement ce qu'est une personne après une seule et unique rencontre, je me serais probablement lancé en astrologie ou cartomancie. Bien au contraire, j'aime bien que les choses évoluent lentement mais sûrement. Au fur et à mesure que j'apprends à connaître mon client, il s'ouvre et révèle un fidèle portrait de lui-même, ce qui me permet de gérer ne serait-ce qu'une seule portion de ses avoirs d'un manière qui réponde à toutes ses attentes.

Somme toute, je crois que c'est ce qui différencie mon équipe des autres. Notre but ultime est de contribuer de façon positive au patrimoine financier de notre client. Pour ce faire, nous devons obtenir le portrait fidèle et précis de ses avoirs, comprendre la nature même de notre client et voir dans quelles proportions nous pouvons contribuer à son succès.

Les plans de match que nous préparons pour nos clients font partie d'un tout. D'une part, ils contribuent positivement au patrimoine financier, et d'autre part, ils nous permettent de démontrer l'ensemble de nos compétences, et surtout, de partager notre vaste connaissance des produits financiers sur le marché et finalement de révéler notre réelle motivation.

C'est ainsi que l'on gagne du terrain. À la façon d'un quart-arrière de football, mon but est de concocter des jeux où des experts dans tous les domaines nous feront progresser. Pour moi, c'est le client, et lui seul, qui marque des points. Toutefois, il doit être en mesure de se révéler suffisamment car il est en quelque sorte aussi le propriétaire de l'équipe. C'est là un élément crucial sans aucun doute, le plus important il va sans dire.

Le client est au centre de mon approche. Le plan de match que je lui prépare le place au coeur de l'action, là où les bonnes décisions feront toute la différence. De toute évidence, je dois bien connaître ses forces et faiblesses, sa capacité à endurer les coups et sa détermination à gagner sur toute la ligne. Une fois le ballon en jeu, s'il y a des imprévus, je compte sur un nombre de joueurs suffisants pour altérer le plan initial tout en respectant les objectifs de départ.

Aucun doute que lorsque j'obtiens le vrai portrait du patrimoine financier de mon client, je peux élaborer un plan de match gagnant, réunir les experts dont nous aurons besoin pour avancer sur le terrain.

C'est sensiblement la même chose sur le plan physique, à la différence que c'est plus difficile d'en cacher une partie. Vous êtes ce que vous êtes, et croyez-moi il n'est pas nécessaire de mentir. Vous êtes du genre bedonnant, vous êtes essoufflé ne serait-ce qu'en marchant, et vous me dites que vous êtes un gros joueur de tennis ? Possible, mais j'en doute. Premièrement, on ne joue au tennis pour être en forme, il faut être en forme pour jouer au tennis. Deuxièmement, je connais des personnes qui ont un poids santé, s'entraînent trois à quatre fois par semaine au gym, et jouent pratiquement au tennis tous les jours. Eux, ce sont des gros joueurs.

Vous me dites que vous avez une bonne tolérance au risque et me demandez d'investir dans des fonds d'actions, des options et autres trucs de ce genre alors que le reste de votre portefeuille est majoritairement composé d'obligations, de valeurs immobilières et autres ! En fait, vous me dites que vous avez une bonne tolérance au risque uniquement lorsque ça rapporte, c'est bien ça ?

Les gens ne se mentent pas à eux mêmes, c'est juste que bien souvent, un regard tout neuf de l'extérieur peut en dire long sur leur réelle identité. Et pour ma part, si je ne cherche pas un peu plus loin, à mieux vous connaître, je peux vous garantir que peu importe la stratégie, tant sur le plan financier que de la santé, votre parcours sera parsemé d'embûches qui viendront tôt ou tard vous rendre malheureux.

Ratios simples pour une situation complexe
Comment arriver à bien se connaître si l'on ne se rend même pas compte que l'on se ment (involontairement ou pas) à soi-même, ou à la limite si on

ne voit pas la réalité telle qu'elle est ? Rassurez-vous, en santé comme en placement, il y a des indices de valeur qui nous aident à corriger le tir et nous permettent de reprendre la bonne direction. Dans tout, il existe des ratios simples pour nous aider à comprendre la tendance et l'évolution de chaque aspect de nous-mêmes. Au même titre que les marchés financiers qui regorgent d'une multitude de produits qui correspondent au plus grand spectre de rendement possible et imaginable, il y a donc lieu d'élaborer des indices, des *benchmarks*[1] qui nous aideront à établir la bonne stratégie, celle qui reflétera concrètement votre rapport au risque.

Le corps humain aussi est composé d'une multitude de variantes qui viennent faire la différence à tous les jours dans notre vie. Elles fonctionnent majoritairement à partir de comportements conditionnés, ce que l'on appelle des habitudes, et à l'occasion par des restrictions volontaires (ou pas) afin de corriger le tir. Elles nous permettent de réussir à bien fonctionner dans cette société en mouvement constant.

Comme dans toute sphère d'activité, il faut toujours en prendre et en laisser. Le Dow Jones, par exemple, est certes un des indices les plus connus, à tel point qu'il semble être le baromètre économique du monde. Il n'y a rien de plus faux. Bien qu'il ait toujours évolué depuis sa création en

---

[1] Point de référence

1896, il est faux de prétendre que la pondération arbitraire des actions des trente sociétés ouvertes qui le composent est un indice représentatif de l'économie en général au quotidien. Toutefois, c'est sa tendance à plus long terme qui nous indique si l'économie se porte plus ou moins bien.

C'est la même chose pour l'indice de masse corporelle[2] (IMC). Établi avant même le Dow Jones, il nous indique que la plupart des gens sont obèses, incluant ceux qui ne le paraissent pas. Toutefois, c'est sa variation à la hausse ou à la baisse qui vous indiquera si vous allez dans la bonne ou la mauvaise direction.

Les indices ne sont que des outils pour nous révéler les correctifs à apporter ou pas. Au golf, ils sont comme le vent ou la pluie dont il faut tenir compte puisqu'ils affectent la trajectoire de la balle. Il y a pratiquement autant d'indices qu'il y a de personnes pour en créer. C'est vrai en placement, ce l'est aussi en santé physique. Votre poids santé, votre taux de matière grasse, sont des données qui viennent vous indiquer si la stratégie que vous avez mise de l'avant fonctionne bien ou pas. Ces informations ne servent qu'à titre de référence, uniquement pour savoir si vous allez dans la bonne direction.

Et comme il y a beaucoup d'indices dans tous les domaines, à mon avis, il n'y a donc pas lieu

---

[2] Inventé par Adolphe Quetelet (1796-1874)

d'en créer de nouveaux, et ce n'est certes pas moi qui aurais cette prétention. Toutefois, une des caractéristiques de mon approche en matière de placement, c'est de combiner plusieurs de ces indices afin de me rapprocher le plus possible du portrait réel du patrimoine financier de mon client. J'ai appliqué le même concept en santé physique et les résultats se sont avérés tous aussi intéressants que motivants. Mes clients ont tout en main pour devenir de vrais athlètes corporatifs, rien de moins.

Du déjà-vu, mais pas du réchauffé

En quelques mots, mon but premier n'est pas de réinventer la roue. J'aime travailler avec des éléments existants, qui ont fait leur preuve, et je les apprête à ma façon. Tout ce que je compte vous présenter au cours des prochains chapitres c'est du déjà-vu, mais certainement pas du réchauffé.

En fait, mon but est de vous présenter la réalité sous un nouvel angle, soit sur celui de l'équilibre parfait. Comme le yin et le yang, où chacun des deux portent le germe de l'autre, je chercherai à vous faire puiser dans ce que vous avez déjà en vous, dans vos propres ressources, pour en modifier le contenu et préserver un équilibre parfait.

En effet, l'équilibre, ou bien si vous préférez l'harmonie, est ce qui nous définit tous et chacun de nous ainsi que tout ce qui nous entoure. L'équilibre fixe les prix sur les marchés, relance les relations entre gouvernements, établit les lignes de conduite. L'équilibre est aussi à la base de notre raison d'être, ce que nous sommes vraiment. Il n'y a pas vraiment de déséquilibre, il n'y que des équilibres qui demandent à être réajustés. Tout ce dont vous avez besoin, c'est d'une mise à jour de vos habitudes de vie et de vos objectifs, et non d'un nouveau départ.

Un réseau d'experts pour vous aider

Comme partout ailleurs, il est impossible de tout faire soi-même, de tout connaître et de pouvoir tout réaliser en même temps. Mais pour réussir, en santé comme en placement, il faut savoir s'entourer d'experts, de gens compétents qui viennent créer une valeur ajoutée à vos idées, à votre stratégie et, au bout du compte, à votre succès. S'il est vrai que j'assume entièrement la responsabilité de mes échecs, je ne prends jamais tout le crédit de nos succès. Et c'est bien simple à comprendre.

Si j'échappe le ballon, je suis le seul responsable. Si je le passe, je sais que dans un contexte donné, c'est ce joueur qui nous fera gagner du terrain et nous rapprochera indéniablement de la ligne des buts, soit l'atteinte ultime de nos objectifs.

Mon équipe compte des experts, des joueurs professionnels de toutes les compétences. En placement, je suis entouré de professionnels de tous les marchés financiers, en fiscalité, en audit comptable et bien d'autres. En santé physique, l'équipe inclut des entraîneurs, kinésiologues, diététistes et nutritionnistes, ostéopathes et naturopathes. Tous ces gens permettent à mes clients de visualiser les étapes qui les mèneront au succès.

Partout où une aide, une expertise professionnelle est requise, il y a des gens compétents pour vous aider. Analyser un rendement financier sans tenir compte de la fiscalité serait un exercice futile. La grande complexité de la fiscalité demande qu'un expert s'y emploie, y trouve tous les avantages et inconvénients qui pourraient influer sur le rendement. C'est de la haute voltige, et ça prend de vrais pros pour y arriver. Même chose pour les placements, la planification financière, les valeurs mobilières, les assurances et les investissements immobiliers, il nous faut du talent sur toute la ligne, tant offensive que défensive.

En santé physique aussi, ce ne sont pas les experts qui manquent. Par exemple, si vous désirez améliorer votre santé en entreprenant un sévère programme de conditionnement physique, et ce sans égard à ce que vous mangez, non seulement vous ne retrouverez pas un poids santé, mais il y a même des risques que vous n'amélioriez pas votre condition physique ne serait-ce qu'un tout petit peu. Action et nutrition sont deux mots différents mais intimement liés. L'un ne va pas sans l'autre, et fort heureusement, il y a des experts et des indices de valeurs des deux côtés, et la liste peut être longue selon le but à atteindre.

Tout comme en placement, les experts en équilibre santé sont requis à des moments bien précis de votre parcours, à des moments où seuls vous n'y arriverez tout simplement pas. Prenez l'exemple de l'exercice. Vous avez choisi d'aller au gym. Alors, où aller ? À quel moment de la journée ? À quelle fréquence ? Les *pseudo*-entraîneurs au gym ont-ils les compétences en santé ou seulement une vague connaissance du fonctionnement des appareils ? Vais-je vraiment améliorer ma condition physique ou tout simplement me retrouver avec une tendinite qui m'empêchera de travailler ? Bien des questions auxquelles seul un kinésiologue peut facilement répondre et vous évitera bien des séances d'essais et erreurs. Le kinésiologue est un professionnel de la santé spécialiste de l'activité physique. À mon avis, c'est un excellent point de départ. Provenant des mots *kinésis* qui signifie mouvement et de *logos* qui veut dire science, ce professionnel de formation universitaire utilise le mouvement à des fins de prévention, de traitement et de performance. Que demander de mieux!

Le kinésiologue vous aidera à évaluer votre condition physique, analysera l'ensemble de votre composition corporelle, évaluera toutes vos aptitudes, tant aérobiques et musculosquelettiques, et relèvera vos habitudes de vie, tels la nutrition, le sommeil, le travail, les loisirs, etc.

Votre corps est une machine parfaitement conçue et qui ne demande qu'à donner son plein rendement. Pour ce, il vous faut tenir compte du carburant qu'il nécessite et c'est là que les experts en nutrition entrent sur le terrain. Autant les kinésiologues et entraîneurs sont sur la ligne offensive, les diététistes et nutritionnistes viennent vous prêter main-forte sur la ligne défensive. Ils voient à ce que vous utilisiez le bon carburant, vous permettent de mesurer ce dont vous avez besoin et ce que vous êtes capables d'absorber.

Comme la plupart d'entre nous tous, nous avons tendance à surévaluer les calories que nous dépensons et sous-évaluer celles que nous mangeons. Ces experts en nutrition vous aideront à trouver un juste équilibre qui fera de vous un véritable athlète corporatif où votre corps et votre esprit seront en parfait équilibre, vous permettant ainsi d'être à la hauteur mentale de toutes les tâches et défis que vous voudrez bien lui confier.

Évidemment, nous ne sommes pas tous égaux devant une sérieuse remise en forme, et on entame toujours ce processus avec le bagage accumulé au fil du temps. Il faut donc s'assurer que nous avons tout ce qu'il faut pour réussir et non pas se lancer et venir aggraver une situation, voire même se blesser et s'empêcher d'atteindre nos objectifs à plus long terme.

Il faut commencer par une approche douce, et c'est là que les ostéopathes, ces pros de la médecine douce qui nous soignent par la manipulation du corps, sont consultés afin de régler à la base ou même prévenir certains problèmes qui pourraient devenir plus importants. Même chose avec les na-turopathes, eux qui savent trouver tous les moyens naturels pour nous soigner tout en douceur par des massages, l'héliothérapie, la phytothérapie et au-tres.

Il va sans dire que la médecine traditionnelle reste notre meilleur allié pour tout problème de santé. Il ne faut jamais se lancer les yeux fermés dans une telle aventure, et au moindre doute sur votre condition physique, n'hésitez surtout pas et consultez votre médecin.

Une approche réaliste

Dans l'équilibre en santé physique tout comme dans le domaine financier, la règle non écrite du 80/20 s'applique. On n'y échappe pas; 80 % de nos clients génèrent 20 % de nos revenus, et vice-versa, alors que 20 % seulement de l'activité physique contribue à notre allure corporelle, le reste provient de notre assiette. Vous développerez vos muscles en faisant de l'activité physique, mais ce n'est qu'à table que vous établirez votre taux de matière grasse.

Il n'y a pas de recette miracle. Vous mangez aujourd'hui, et vous mangerez demain. Les gens qui ont un poids santé mangent tous les jours, au-tant sinon plus que ceux qui semblent avoir un surpoids. Les gens qui suivent une diète aussi mangent tous les jours. Ainsi, certains perdent du poids, d'autres en gagnent et plusieurs le maintiennent. Tout part de l'assiette, c'est donc son contenu qui fait toute la différence.

Vous pouvez soulever tous les poids que vous voulez, courir le nombre de kilomètres que vous souhaitez, faire du vélo, jouer au tennis, hockey, golf et badminton, skier les plus hautes pentes, l'activité physique est un fournisseur d'énergie bien plus qu'il est un consommateur. Évidemment, plus on bouge plus on brûle des calories, cela va de soit. Mais aussi, plus on bouge, plus notre masse corporelle se développe et exige davantage plus de carburant, car elle en dépense plus. C'est pour cette raison que toutes les diètes et programmes intensifs d'entraînement miracles sont, dès le départ, voués à l'échec. Je vous explique.

DEUX

RESTRICTION VOLONTAIRE
Une bien mauvaise idée

Ce n'est sûrement pas en se privant de choses que l'on aime que l'on aboutira au bonheur de se retrouver dans un corps en santé. Look physique peut-être, mais santé mentale, certainement pas. Les diètes transforment votre quotidien en une bataille constante avec laquelle vous devez faire face tout seul.

Il n'est pas nécessaire d'être un expert pour se prendre en main. Mais quand vient le temps de le faire correctement, vaut mieux bien saisir toute l'implication que chaque changement, aussi minime soit-il, aura sur votre santé, un genre d'effet papillon en soi qui peut vous mener tout droit à la catastrophe.

À la base, nous sommes tous à l'équilibre en santé physique. Si actuellement vous prenez du poids, et si vous ne faites aucun changement, cela ne veut pas dire que exploserez un de ces jours.

Disons simplement que votre métabolisme arrivera, tant bien que mal, à retrouver son point d'équilibre, soit à doser les calories que vous prenez versus celles que vous dépensez. À l'inverse, si vous faites une diète et que vous perdez un kilo par semaine, cela ne veut pas dire que, si vous pesez actuellement 104 kilos, vous aurez complètement disparu dans deux ans. Dans un cas comme dans l'autre, si votre poids est en constante mutation, à la hausse ou à la baisse, le point d'équilibre s'établira à un niveau où vous souffrirez soit d'anorexie ou d'obésité morbide. Aucun doute, c'est de l'aide médicale dont vous aurez besoin, et ce, en toute urgence.

Le corps, sous toutes ses facettes, exige qu'on lui fournisse du carburant pour combler sa dépense énergétique. Une bonne partie de cette dépense en énergie est directement liée à notre poids, mais ce n'est pas la seule, et fort heureusement. L'ironie serait de penser que plus on prendra du poids et plus on brûlerait de calories. Insensé, à moins de devenir hors proportion comme certains culturistes qui doivent même se lever la nuit pour manger.

Il est donc beaucoup plus question ici du métabolisme à l'équilibre, exactement la même notion qu'en macroéconomie où le prix à l'équilibre correspond à la croisée de l'offre et de la demande. Plus la demande croît, plus le prix augmente. Aussi, plus l'offre augmente et plus le prix diminue jusqu'à ce qu'il atteigne un nouvel équilibre, c'est-à-dire se trouvant de nouveau à la croisée de l'offre et de la demande, là où il y a une transaction réelle.

C'est exactement la même chose qui se passe à l'intérieur de votre corps. Plus l'apport calorique est grand et plus votre métabolisme transformera tout votre surplus en graisse tout en cherchant à atteindre un nouvel équilibre, soit de se fixer un à point où il peut métaboliser tout ce que vous ingurgitez, lui fournissez à titre de carburant.

Sans tomber dans des définitions trop scientifiques, disons que le métabolisme est le processus chimique de transformation à l'intérieur de toutes cellules d'un organisme. Il est constitué de deux phénomènes; d'abord l'anabolisme, ce qui contribue à transformer les nutriments en tissus vivants, et le catabolisme, celui qui altère d'autres éléments afin de produire toute l'énergie nécessaire au fonctionnement de votre corps.

Ainsi, si vous faites de l'exercice physique, une fonction de votre métabolisme verra à alimenter les tissus vivants, soit vos muscles, vous fournir aussi de l'énergie pour continuer, et s'il lui en reste, stockera l'excédent dans les tissus adipeux, soit de la graisse.

Lorsque vous êtes à la diète, vous ne suffisez pas à la demande de votre corps en apport calorique, le métabolisme puise alors dans vos graisses pour compenser. Bien que cela puisse sembler pratique de toujours avoir de l'énergie en réserve, il faut savoir que cette graisse ne produit que de l'énergie par catabolisme afin de permettre aux fonctions vitales de rester actives, alors que la masse musculaire diminue, faute d'apport par anabolisme. C'est un cercle vicieux, un piège dans lequel il ne faut surtout pas tomber, puisqu'il faut de la masse musculaire pour dépenser de l'énergie et un apport par anabolisme pour nourrir vos muscles. C'est pourquoi, les programmes d'entraînement intensif avec diète sévère comportent toujours un assortiment de barres nutritives avec une forte teneur en protéines afin de vous fournir un apport précieux pour conserver ou, comme dans bien des cas, accroître votre masse musculaire.

Mais qu'arrive-t-il une fois que le poids désiré est atteint à la suite d'une diète, sévère ou pas ? Le métabolisme s'est établi un nouveau point d'équilibre et dès que vous recommencerez à manger un peu plus, il le transformera quelque peu par anabolisme puisque vous aurez perdu de la masse musculaire et inévitablement il stockera tout le reste en tissus adipeux.

J'entends trop souvent des gens me dire qu'ils vont suivre une diète et lorsqu'ils auront atteint le poids voulu, ils vont s'entraîner pour reprendre de la masse musculaire, augmentant d'autant leur dépense calorique, et recommencer à manger.

À mon avis, c'est un non-sens. Il me semble que ces gens font un grand détour pour rien. Ils perdent de la masse musculaire pour perdre de la graisse et regagnent de la masse pour recommencer à manger. Ce qu'ils oublient, c'est leur métabolisme de base (MB), soit celui au point d'équilibre sans tenir compte d'une activité quelle qu'elle soit. À moins qu'ils ne suivent un entraînement digne des commandos militaires et prennent des stéroïdes anabolisants, les premières bouchées extras risquent de se retrouver directement dans la case des tissus adipeux. Ils reprennent du poids, et bien souvent encore plus, leur métabolisme est ayant chambardé quelque peu.

De plus, il faut considérer que le métabolisme ralentit dans sa capacité génétique lorsqu'il arrive près de son point d'équilibre. D'où ces commentaires que les dernières livres sont si dures à perdre, ou que nos petites poignées d'amour sont de plus en plus dures à faire disparaître.

Pourquoi se faire autant de mal alors ?
Malheureusement, la plupart des concepts véhiculés ne semblent pas vraiment nous aider. En fait, pratiquement tous nous disent de manger moins et de bouger plus, sous-entendu que nous devons nous priver au repas et souffrir au gym pour atteindre notre but; un poids santé, un look d'enfer et une confiance en soi complètement remise à neuf. Ce que je déplore avant tout, c'est que ces mêmes concepts ne nous amènent pas à comprendre pourquoi nous mangeons aussi mal et bou-

geons si peu. À mon avis, c'est la valeur inconnue dans l'équation. Il ne nous reste qu'à isoler cette valeur et voilà que nous pourrons peut-être résoudre la mystérieuse énigme du poids santé.

À la base, nous ne mangeons pas pour fournir du carburant à notre organisme, nous mangeons bien souvent pour le plaisir, pour savourer le bon goût des aliments. Si ce n'était pas le cas, les épiceries regorgeraient de rangées de moulée alimentaire pour le genre humain. À l'inverse, bien souvent nous bougeons dans le but avoué de brûler des calories, et non pour jouer. Plus jeune, aucun d'entre nous n'appelait ses amis pour les inviter à brûler des calories, pas vrai ? On jouait, on s'amusait et pour la plupart on avait un poids santé, une énergie débordante, et... ça va, on a compris.

Manger est un plaisir, un des rares encore exempts de taxes d'ailleurs, et il devra toujours en être ainsi. Nous mangeons trop; trop vite, trop calorique, trop tard dans la journée, trop sucré. Les régimes amaigrissants cherchent à remplacer ces « trop » par des « peu ». En fait, la plupart visent temporairement à remplacer certains de nos aliments par des substituts et nous priver de ce que l'on aime en s'attaquant directement à nos habitudes alimentaires. Au départ, l'idée est bonne, c'est tout simplement l'approche qui fait défaut.

Remplacer un aliment par un autre est tout à fait logique. Mais pourquoi le remplacer que temporairement ? Pourquoi ne pas le remplacer par un

aliment que nous aimons et qui de plus aura le
mérite de mieux contribuer à notre équilibre alimentaire. Un exemple ? La plupart des Français
cuisinent au beurre, prennent du vin, mangent du
pain et des desserts à tous les jours, et pourtant, ils
comptent un des taux parmi les plus faibles d'obésité dans le monde. Leur secret réside dans les
portions ct, surtout, dans les proportions. Vous ne
les verrez jamais manger du pain avec du beurre,
vider deux bouteilles de vin et s'offrir rien de
moins qu'un quart de tarte aux pommes chaude
avec deux boules de crème glacée, le tout en
moins de vingt minutes.

Observez les gens autour de vous pendant le
repas. Prenez le temps de mesurer à quelle vitesse
ils vident leur assiette. Trop souvent vous verrez
que même un bon repas qui a demandé des heures
de préparation disparaît de la table en moins d'un
quart d'heure. Les gens s'empiffrent plus qu'ils
ne mangent. Dès qu'ils ont une bouchée de prise,
leur fourchette s'attaque à une autre dans l'assiette. Certains se forcent même pour avaler la
première afin de faire de la place pour la deuxième
ou y vont directement en gobant la deuxième alors
que la première n'est, à toutes fins pratiques, pas
encore suffisamment mâchée. Rien de trop appé-
tissant, pas vrai ?

Il faut bien prendre le temps de manger, apprécier ce qu'il y a dans notre assiette et profiter
de tous les bienfaits que cela entraînera. Vous se-

rez moins stressés, redécouvrirez le bon goût des aliments, et ferez de votre un repas un instant privilégié de votre journée.

Vous manquez déjà de temps ?

Comme tous les gens qui sont déjà fort occupés à gérer leur entreprise, exercer leur profession, le temps semble s'écouler trop rapidement. Pour eux, il ne semble pas y avoir assez d'heures dans une journée, ou du moins pas assez pour y ajouter une séance de torture au gym. De toute évidence, si vous manquez déjà de temps, il n'est pas nécessaire d'en rajouter alors.

On entend trop souvent des entraîneurs suggérer que si l'on manque de temps pour s'entraîner, ne serait-ce que quinze minutes, il faut donc se lever quinze minutes plus tôt et le tour est joué. À mon avis, c'est de la foutaise. Les entrepreneurs et les professionnels ont des journées plus que chargées et rares sont celles où ils réussissent à tout faire. Ils gèrent des priorités et s'organisent pour en faire le plus possible. S'ils disposaient de quinze minutes de plus, ils les utiliseraient tout simplement à la gestion de leur liste de priorités.

Au cours des années, il m'est donc paru évident que la santé physique devait faire partie des priorités de mon client, d'où mon concept d'athlète corporatif. Ce n'est pas une formule magique, ni un nouveau terme de marketing. Un athlète corporatif est une personne qui inclut dans sa liste de priorités de l'activité physique et une saine alimentation, deux éléments qui figurent ni en haut ni en bas de la liste, mais qui doivent être cochés *check* à tous les jours. Ce sont ces entrepreneurs et professionnels qui doivent se voir eux-mêmes athlètes corporatifs puisqu'ils acceptent que la santé physique et mentale est un élément essentiel dans l'atteinte de leurs objectifs. Que ce soit pour donner un meilleur rendement, se sentir plus zen, être plus focalisé sur ses performances, relever un à un tous les défis qui se présentent, l'athlète corporatif est non seulement en mesure de passer à travers chaque étape, mais surtout d'en sortir triomphant en dépassant ses propres attentes et ainsi en récolter tout le mérite.

C'est bien connu, les gens occupés ont toujours des agendas fort bien garnis. On peut facilement s'imaginer une page où bon nombre de réunions sont prévues, lunchs d'affaires, rencontres avec les membres de l'équipe, etc. Y a-t-il une case réservée à l'entraînement, au sport, à une activité physique quelconque ? Vous connaissez déjà la réponse. Pourtant des gens forts occupés réussissent toujours à en prévoir, et ce, au quotidien. Des exemples ?

Vous pouvez facilement imaginer l'agenda du président Barack Obama, pas vrai ? Saviez-vous qu'il joue au basketball au moins trente minutes à chaque jour ? Le président Georges W. Bush passait près de deux heures au gym tous les matins et le président Clinton n'a jamais cessé de courir cinq à dix kilomètres par jour, et ce, même une fois à la Maison Blanche.

Alors, vous êtes toujours aussi occupés ? Faites une toute petite place à l'activité physique dans votre agenda, ne serait-ce que trente minutes par jour. Pour réussir, vous devez choisir une activité que vous aimez et non une obligation physique qui viendra tôt ou tard saper votre moral. Vous aimez marcher ? Alors, allez-y. Vous jouez au golf le week-end, allez taper des balles une trentaine de minutes. Cette liste pourrait être longue, mais le plus important, c'est d'ajouter une activité que vous aimez, rien d'autre. Réorganiser votre emploi du temps en y incluant de nouvelles habitudes.

La clé du succès repose non pas sur votre volonté d'ajouter une activité physique à votre journée, mais de la placer dans votre liste de priorités. Ainsi, certaines priorités vont se voir repousser, mais l'énergie que vous allez acquérir en améliorant votre forme physique se fera rapidement sentir et, comme par magie, vous abattrez probablement la même besogne qu'avant et, qui sait, peut-être plus encore. Je vous donne un bon exemple.

Savoir profiter du moment
Un de mes bons amis était un bourreau de travail. Il arrivait toujours très tôt le matin à son bureau, prenait son déjeuner en préparant sa journée. Sur le coup de midi, il allait rejoindre un client au

restaurant ou ramassait simplement un *quick* lunch pour revenir rapidement à son bureau. Il me disait qu'il connaissait pratiquement tous les concierges des bureaux où il a travaillé, car il y était toujours quand eux commençaient leur ronde de nettoyage. Il terminait souvent sa journée très tard. C'était vrai jusqu'à ce qu'il s'installe à New York, en plein Manhattan.

Une fois installé au coeur de la ville qui ne dort jamais, il ne souhaitait plus rester captif de son bureau et ne pas pouvoir profiter de cet endroit unique au monde. Il habitait tout près du Madison Square Garden et son bureau était à Union Square. Il avait la ville à sa portée, il n'allait pas rater pareille occasion. Pourtant, il était toujours aussi occupé, sinon encore plus.

Comme il ne pouvait en ajouter sur son horaire, il décida de changer certaines habitudes. La plus facile fut de se rendre à pied à son bureau, les tarifs de stationnement étant exorbitants, pour ne pas dire prohibitifs. Donc, minimum deux fois par jour de la 34e et 9e à la Fifth Avenue et 15e. Aussi, à compter de six heures le soir, le système climatisation cessait automatiquement de fonctionner dans le bureau le transformant rapidement en un véritable fourneau.

Il décida donc que toutes ses journées finiraient à six heures, pas une minute de plus. Ainsi, sa liste de priorités qui elle ne changeait pas se voyait quelque peu chambardée, question de rentrer dans les temps. Il ne perdait plus de temps en bavardage inutile, minimisait ses temps de préparation et de déplacement pour les différentes tâches ou rencontres de la journée. En fait, il me disait gérer sa journée comme un pilote gère son plan de vol, sous-entendu qu'il n'y a pas beaucoup de place aux grandes variations.

Au bout de quelques mois à peine, il se rendit compte qu'il abattait toujours autant de boulot, mais qu'à la différence, il avait vu plusieurs spectacles sur Broadway, assisté à des matchs de hockey, de baseball et football, et même suivi sur place tout le US Open au tennis. Il avait aussi perdu du poids, puisque pratiquement tous ses déplacements se faisaient à pied, même les jours de pluie !

Au bout de quelques mois à peine, il inséra dans son planning un trente minutes d'activité physique. En fait, il me racontait qu'au Niketown de la 56e et Madison il avait vu une vidéo d'un commis au courrier dans une firme d'ingénieurs qui devenait un tout autre homme dès que 17 heures sonnait. En effet, il exécutait son travail à la perfection, mais dès que la cloche sonnait, il se précipitait pour aller rejoindre son groupe de vélo extrême. Mon ami n'en revenait tout simplement pas de cette double attitude où à un moment vous êtes considérés comme un employé ou un patron modèle et à un autre vous êtes un fou furieux du vélo extrême.

C'est ce que j'appelle de façon amusante le syndrome du *mini-wheat* : un côté régulier et un côté givré. Vous seriez surpris de ce que peuvent faire certaines gens en dehors de leurs activités professionnelles. On connaît tous les mordus de golf, mais il y a bien d'autres activités qui passionnent les gens. Que ce soit le tennis, le badminton, l'escalade, le vélo, la marche en montagne ou la course, une chose est bien certaine, si vous vous passionnez pour une activité physique, vous y trouverez assurément de la place dans votre agenda et elle figurera parmi vos *tops* priorités.

C'est pour cette raison que le taux de roulement de la clientèle des centres de conditionnement physique est si élevé. Bien peu de gens s'y rendent dans le but d'améliorer leur capacité à une autre activité. Ils y vont pour essayer de brûler des calories et avoir la conscience tranquille lorsqu'ils mangent. Il n'y a rien de plus désolant, pour ne pas dire déprimant.

Imaginez que vous faites du conditionnement physique pour améliorer un aspect de votre jeu au golf, pour faire du vélo, pour vous préparer à faire de l'escalade ou autre. La motivation est de loin plus puissante que simplement pour brûler des calories. Ainsi, on ne s'entraîne pas pour s'entraîner. On s'entraîne pour être meilleur dans une activité qui nous passionne. Si vous savez ce que vous aimez, vous savez aussi ce qu'il vous faut.

Tout est question de perception. Allez courir le soir après le travail n'a rien de vraiment excitant. Inscrivez-vous à un marathon, ne serait-ce que pour le cinq ou le dix kilomètres. Vous verrez rapidement que votre motivation sera chargée à bloc et votre agenda aura soudainement de la place pour vous permettre d'aller courir. Que vous vouliez monter le Kilimanjaro ou Tremblant, les activités de marches quotidiennes auront maintenant une toute nouvelle raison d'être, vous poursuivrez un but qui vous tient à coeur.

Au bout du compte, non seulement vous aurez facilement intégré une nouvelle activité physique dans votre quotidien, vous aurez aussi tôt fait de ne pas la gâcher avec une assiette peu ou pas équilibrée. Comme par magie, vous mangerez mieux, prendrez le temps qu'il faut, apprécierez de plus en plus ce moment privilégié de la journée, et vous sentirez toujours en pleine possession de vos moyens. Une chose est bien certaine, vous serez très heureux, vraiment !

TROIS

FAIRE SON AUTOPORTRAIT
Une façon simple de se voir tel quel

Si la plupart d'entre nous pouvait se voir tel que l'on est vraiment, les réactions seraient toutes aussi surprenantes qu'improbables. En fait, ce n'est pas parce que nous manquons d'auto-critique, mais une chose est sûre, nous ne pouvons être parfaitement objectif. Et ça se comprend.

Tout d'abord, nous sommes 24 heures par jour dans ce corps que nous avons vu évoluer si graduellement que bien des choses qui semblent inacceptables pour d'autres nous paraissent tout à fait correctes lorsqu'il s'agit de nous-mêmes.

Alors comment fait-on pour faire son autoportrait ? Les peintres eux y arrivent en se regardant dans le miroir. Rien de plus objectif, il va de soi.

Ainsi, le miroir, cette aide extérieure précieuse, leur retourne un fidèle portrait d'eux-mêmes. Vous avez donc besoin d'une aide semblable, une aide impartiale qui saura vous retourner un portrait juste de ce que vous êtes, et pas seulement sur le plan physique, sur le plan psychologique aussi.

Rassurez-vous toutefois, vous n'aurez pas à consulter une batterie d'experts où tous et chacun semblent se faire un malin plaisir à rendre une situation simple au départ à une complexité sans pareille. En fait, vous n'avez pas besoin d'experts pour faire votre portrait, car vous êtes celui qui vous connaît le mieux. Tout ce dont vous avez besoin, c'est d'une bonne dose de modestie et de quelques petits trucs que je vous offre avec de bonnes intentions dans ces pages.

Ainsi, une fois que vous disposerez de quelques outils pour bien vous retransmettre une image fidèle de vous-même, vous découvrirez par la même occasion un côté réel de votre personnalité et, qui plus est, le portrait que vous souhaitez devenir. C'est le peintre Keith Haring qui disait que dès que l'on découvre son moyen de communication, on découvre en même temps tout ce que l'on avait vraiment à dire. Il en est de même pour réaliser son autoportrait. Vous croyez que n'avez qu'un léger surpoids et votre indice de masse corporelle vous dit que c'est plus sérieux ? Qu'à cela ne tienne, ce que vous savez maintenant c'est que vous devez rétablir l'équilibre en augmentant votre activité physique et en réorganisant votre apport alimentaire. Ce sont les deux seuls moyens pour vous attaquer à ce problème.

Après un certain temps, vous n'avez plus l'impression que vous avez un surpoids, mais votre indice de masse corporelle (IMC) vous dit encore le contraire ? On s'en fout. D'abord l'IMC date du 19e siècle, et ce qui compte principalement, c'est que vous alliez dans la bonne direction. L'IMC n'est pas une donnée absolue, c'est tout simplement la flèche qui vous montre quelle direction prendre. Le reste vous appartient, à vous de la suivre le plus rigoureusement possible.

Indices et ratios

C'est bien connu, en matière de placement et planification financière, il existe autant d'indices et de ratios de toutes sortes qu'il y a de personnes pour en concevoir. Somme toute, ces mini formules magiques aident les gens à prendre une direction à un moment bien précis de leur stratégie d'investissement, tant à court et qu'à long terme. Il vous faut redresser une situation rapidement suite à une chute spectaculaire de certains titres en bourse, certains ratios vous aideront à prendre la bonne décision, vous permettront de garder le cap sur votre stratégie à long terme et ainsi continuer à tirer profit de votre planification financière.

C'est à toutes fins pratiques la même chose du côté de la santé physique. Votre coeur (et surtout votre cardiologue) vient de vous donner un sérieux avertissement ? Il vous faudra agir à très court terme sans toutefois venir contrecarrer vos perspectives d'avenir à long terme. En fait, c'est de la façon dont vous allez concocter cette offensive qui fera toute la différence, et c'est là que je peux vous donner un sérieux coup de main.

Indice de masse corporelle (IMC)

Bien que cet indice date de plus d'une centaine d'années, c'est à sa simplicité qu'on lui doit sa survie. Peu importe qu'il vous traite d'obèse sévère, la donnée qui en ressort est un bon indicateur, un bon point de départ pour bien prendre les choses en main.

En fait, cet indice se calcule en fonction de la taille et de la masse. Il permet d'estimer la corpulence d'une personne. Créé par l'illustre scientifique belge Adolphe Quetelet, cet indice[3] est reconnu par l'Organisation mondiale de la santé depuis 1997 comme le standard pour évaluer l'ensemble des risques reliés au surpoids chez les adultes. Certaines compagnies d'assurances américaines l'utilisent même pour déterminer les risques d'accidents vasculaires cérébraux (AVC) auprès de leur clientèle. Heureusement, ce n'est pas le seul critère, car c'est plutôt au niveau de l'interprétation de ses différentes valeurs qu'il y a certes matière à discussion.

---

[3] Aussi appelé l'indice de Quetelet

En effet, l'IMC est souvent corrélé avec une hausse du taux de mortalité pour l'obésité morbide (IMC de 35) avec une hausse de celui des décès dus aux maladies cardiaques et au diabète de type 2. Aussi, en 2013 une grande analyse de 97 études portant sur trois millions d'individus dans le monde et de 270 000 décès, montre que le taux de mortalité des individus en léger surpoids (IMC de 25 à 30) est 6 % moindre que ceux ayant un poids considéré normal par l'IMC. C'est pratiquement la même chose pour les individus présentant une obésité modérée (IMC entre 30 et 35) alors que le taux est de 5 % plus bas par rapport aux individus ayant un poids dit normal. Dans ces deux créneaux, c'est à croire que l'indice même aurait besoin d'une mise à jour quant à son interprétation.

Or, il en est tout autrement pour les individus présentant un IMC supérieur à 35, soit une obésité sévère, alors que le taux augmente à 29 % de plus. Ainsi, on pourrait dire avec une quasi-certitude que l'IMC signifiant danger est de 35 ou plus.

Calcul de l'IMC

$$IMC = MASSE / TAILLE^2$$

Ainsi, une personne de 95kg et mesurant 1,81m aura un IMC de :

$$29 = 95 \ / \ (1,81 \times 1,81)$$

Voici un tableau qui vous permettra de mieux vous situer sur l'échelle de Quetelet.

IMC	interprétation
moins de 16,5	dénutrition ou famine
16,5 à 18,5	maigreur
18,5 à 25	corpulence normale
25 à 30	surpoids
30 à 35	obésité modérée
35 à 40	obésité sévère
plus de 40	obésité morbide

Le pourcentage de matière grasse (%MG)

Cette donnée est un repère intéressant, sinon le plus efficace, pour établir des objectifs de santé. Non seulement il vous aidera à vous indiquer si vous allez dans la bonne direction, mais il vous permettra de visualiser ce qui pourrait représenter pour vous la forme idéale.

Le calcul de cet indice est tout simplement la quantité de graisse, en *kg* ou *lb* peu importe, divisée par le poids total. La technique scientifique qui permet de mesurer le taux de graisse dans un corps est l'impédancemétrie. Utilisée depuis fort longtemps en médecine, elle est désormais accessible à tous avec l'utilisation de pèse-personne plus spécialisé. En effet, un pèse-personne classique vous indique seulement votre poids. C'est une information importante, mais plutôt incomplète puisque vous ne savez pas dans quelle proportion ces kilos correspondent à la graisse corporelle et celle qui correspond à vos muscles et vos os. Le fonctionnement de ces nouveaux appareils est très simple. Un courant de très faible intensité et sans danger parcourt tout votre corps. Il pénètre facilement le tissu musculaire mais rencontre inévitablement une certaine résistance dès qu'il lui faut traverser les tissus adipeux. Cet écart est mesuré et permet de calculer le taux de graisse en pourcentage du poids total.

Pas des données absolues
Avec ces données en main, IMC et taux de matière grasse, il vous sera plus facile de mesurer l'efficacité de votre plan de match. Toutefois, il ne faut surtout prendre ces données au pied de la lettre, car elles ne servent qu'à titre d'indicateur.

Par exemple, un homme pesant 95 kg, comptant 25 kg de graisse, aura un pourcentage de 27,7. Toutefois, s'il avait pesé à peine quelques kilos de plus, considérant qu'il mesure 1,81 m, l'IMC l'aurait qualifié d'obèse modéré, alors que son %MG aurait peu augmenté, d'où l'importance de prendre ces différents ratios avec un peu de recul.

L'essentiel est ce que vous jugez important. Simplet, vous me direz. Vraiment, il n'en tient qu'à vous, et vous seul êtes en position de réellement décider de ce que vous voulez faire de votre santé. C'est vrai en placement comme en santé physique. Vous avez une bonne tolérance au risque, vous voulez que ça bouge rapidement, lancez-vous, et... bonne chance ! Après tout, le rendement est une prime au risque.

Vous voulez avoir le corps de votre vedette préférée, alors calculez son IMC et son %MG et comparez ces données aux vôtres. Cela ne vous donnera pas votre plan de match, mais au moins vous saurez où se trouve la ligne des buts. En un mot, vous devez établir votre propre *benchmark*. Et bien qu'il semble plus question de look que de santé ici, dites-vous bien que votre corps est le fidèle reflet de votre santé physique. Vous avez un surpoids, vous n'êtes peut-être pas malade, mais vous ne pouvez crier haut et fort que vous êtes en parfaite santé. Vous avez de la difficulté à compléter une ronde de golf, vous n'avez besoin de personne pour vous dire que vous n'allez pas dans la bonne direction.

En placement et planification financière, il est évident que nous analysons de façon continue tous les indices qui nous permettront d'aider nos clients à réaliser leurs objectifs financiers. Il en devrait être de même pour la santé physique. Évidemment, je ne parle pas ici de calculer son IMC et son %MG à tous les jours, mais une chose est certaine, la notion de *benchmark* est très importante si l'on veut obtenir des résultats.

Le monitoring

C'est bien connu, pour prendre de bonnes décisions il est essentiel d'avoir la bonne information disponible au bon moment. C'est comme descendre un escalier, ratez la première marche et vous vous casserez la gueule sur toutes les autres.

Le monitoring est, sans contredit, le point de départ pour fixer des objectifs réalistes. Il faut bien se connaître, et vous seul pouvez réaliser ce travail de collecte d'informations sur votre compte. Bien comprendre vos propres comportements est l'élément essentiel pour non seulement atteindre votre but, mais pour apporter des changements permanents dans votre style de vie, changements qui vous permettront de devenir ce que vous voulez vraiment être, et ce, sur toute la ligne.

Au départ, vous devez admettre que la plupart de nos faits et gestes sont conditionnés. On peut même parler d'auto-pilote lorsqu'il s'agit de se nourrir et de s'activer. Observez les gens autour de vous le matin. Ils sont pour la plupart comparables à de vrais zombies. Allez prendre un café chez Starbuck et voyez comment les gens sont conditionnés, pour ne pas dire rodés au quart de tour. Ils prennent toujours le même café, avec le même muffin, et repartent sans même se rendre compte que le commis leur a souhaité de passer une belle journée… malgré tout.

C'est la même chose à l'heure du lunch. Tout le monde s'active en même temps. On fait la file pour un sandwich, on court à droite et à gauche, on reprend le travail à la hâte. Pourtant, si vous allez à Paris, vous verrez que l'on prend le temps de manger à l'heure du lunch. Pratiquement toute la ville est fermée entre midi et 14 heures, d'où l'expression « il ne faut pas chercher de midi à 14 heures ! » À New York, les gens prennent à peine une vingtaine de minutes pour dîner et bien souvent ils attrapent quelques hot dogs ou sandwichs au coin de la rue et mangent en regagnant le bureau. Vous ne verrez jamais un Parisien manger sur la rue. Et si vous en voyez un, dites-vous bien que c'est probablement un touriste américain !

La comparaison est tout de même surprenante et elle mérite que l'on s'y arrête un peu. En effet, il y a toute une différence entre prendre quelques minutes pour manger à la hâte et deux heures pour prendre le temps de bien manger, bien mastiquer et ainsi faciliter sa digestion. C'est pour cette raison que les Français mangent très peu le soir, alors que les Américains prennent un repas gargantuesque au souper alors qu'ils ont enfin un moment bien à eux.

Le repas du soir est celui qui tue, aucun doute. C'est là que nous absorbons trop de calories pour ensuite les laisser paisiblement faire des ravages dans notre corps. En fait, le corps à besoin d'à peine 0,8 g de protéines par kilogramme de poids. Ainsi, notre homme de 95 kg devrait se contenter que de 76 g de protéines pour toute la journée. Or, bien souvent notre souper contient à lui seul plus du double de ce dont nous avons réellement besoin. De plus, puisqu'après le repas nous sommes inactifs, les calories absorbées sont changées par anabolisme pour réparer nos muscles au besoin et transforment par catabolisme l'énergie dont nous avons besoin pour rester éveiller. Mais puisque notre besoin en énergie est à son plus faible à cette période de la journée, nos calories sont rapidement stockées en tissus adipeux, et bonjour le surpoids.

Ainsi, bien que nous appréciions toujours la bonne nourriture, nous mangeons malgré tout par habitude, par conditionnement. Et pour changer une habitude, il faut vraiment en connaître tous les moindres détails. C'est la seule façon de s'y attaquer. Un ex-fumeur me disait qu'il avait noté toutes les fois où il fumait une cigarette. Il avait noté l'heure et le contexte. Il a fait ça pendant deux semaines avant d'arrêter de fumer pour de bon. Ainsi, au cours des premières semaines, il savait qu'à certaines heures de la journée et dans certains contextes, son envie de fumer serait plus intense mais que ça finirait par passer. Aujourd'hui, ça fait plus de trente ans qu'il a cessé de fumer.

J'ai toutefois bien aimé et retenu son idée de *habits tracking*[4]. Bien comprendre comment nous mangeons, comment nous nous activons est essentiel pour changer nos habitudes. Encore une fois, on ne parle pas ici de se restreindre, de se punir, mais bien de simplement changer nos habitudes. La plupart des gens perdraient automatiquement du poids s'ils inversaient tout simplement la nourriture prise au dîner avec celle du souper. Comme dans le vieil adage qui dit « déjeuner comme un roi, dîner comme un prince et souper comme un valet », il établit le rapport direct du carburant avec l'énergie dépensée. Ce qui signifie également que les effets sont quasi immédiats. Ainsi, en faisant un monitoring adéquat, vous obtiendrez des résultats non seulement rapidement, mais qui seront certes permanents.

Deux semaines, c'est tout ce dont vous aurez besoin pour partir du bon pied. Au final, vous serez surpris, peut-être même effrayé, de tout ce que vous avalez simplement par habitude et le peu d'énergie que vous brûlez par rapport à ce que vous étiez sous l'impression de vraiment dépenser. Créez un petit agenda de deux semaines où vous noterez tout ce que vous faites pendant la journée, du lever jusqu'au coucher. Notez-y l'heure à chaque fois que vous prenez un repas ou une collation, et si possible, prenez le temps de décrire le

---

4 Suivi d'habitudes (bonnes et mauvaises !)

contexte, tel au bureau, sur le pouce, entre deux réunions, etc.

Le plus important est de prendre des notes au fur et à mesure. Les êtres humains ont une piètre notoriété en matière de se rappeler ce qu'ils ont réellement mangé ou fait comme activité physique à la fin de la journée. Dans la plupart des cas, ils se rappellent d'avoir mangé moins que ce qu'ils ont effectivement avalé et ont tendance à surévaluer les activités qu'ils ont réalisées. Notez tout, rapidement, et surtout soyez très franc envers vous même. Ainsi, le chemin qui vous mènera au succès aura moins d'obstacles qui finiraient par vous décourager en bout de piste.

Même chose pour l'activité physique. Vous prenez l'escalier au lieu de l'ascenseur, c'est noté. C'est votre soir de tennis ? Notez l'heure, la durée et au meilleur de votre connaissance, essayez d'évaluer l'intensité de votre activité sur une échelle de dix. Un gros match ? 9 sur 10. Un gros match en double, à vous de juger.

Il faut noter la bonne information. Écoutez les gens parler de leur consommation alimentaire. La plupart vous diront qu'ils mangent des aliments des quatre groupes alimentaires du Guide Canadien. Ils mangent des fruits et des légumes, des produits laitiers et céréaliers, ainsi que de la viande. Comme le soulignait le Dr Richard Béliveau à l'émission *Kampaï !* *à votre santé*[5], mangez de l'ail ne signifie pas deux gousses d'ail dans votre sauce à spaghetti, et deux verres vin par jour ne signifient pas quatorze verres le samedi. Un verre de vin normal contient 5 oz. du précieux liquide et pas ces énormes verres pouvant contenir toute une bouteille.

Nous sommes bien souvent de piètres juges lorsque vient le temps de mesurer la quantité de nourriture que nous absorbons au quotidien, d'où l'importance de tout noter au fur et à mesure, surtout la quantité. En effet, l'étude Brian Wansink et Pierre Chandon[6] démontre que les gens sont relativement précis pour mesurer la quantité de nourriture des portions normales, mais complètement biaisés pour évaluer les plus grosses portions. Ainsi, plus la portion est grosse, et plus la marge d'erreur de l'estimation l'est aussi. En effet, l'étude établit que les portions pouvaient être sous-estimées de plus 40 % !

Un bon coup de main

Lorsque l'on estime, que l'on mesure, on doit pouvoir comparer. Ainsi, la souris est petite par rapport à l'éléphant mais est une géante vis-à-vis la fourmi. Que représentait la portion de poulet la

---

[5] Émission de Radio-Canada

[6] Meal Size, Not Body Size, Explains Errors in Estimating the Calorie Conten of Meal, *Annals of Internal Medicine* 145, no. 5 (September 2006)

dernière fois que vous en avez mangé ? La plupart d'entre nous répondrait que si vous vous sentiez rassasiés sans plus, la portion était alors normale. Mais si vous sentiez que vous aviez trop mangé, cette même quantité était alors une grosse portion. Comment savoir si la portion est « normale » ou pas ? Rassurez-vous, vous avez avec vous l'outil idéal pour mesurer vos portions, c'est votre main.

La paume de votre main représente la portion de votre protéine, dans notre exemple, le poulet que vous avez mangé. La portion était-elle plus large et plus épaisse que la paume de votre main ? Si oui, c'était une grosse portion. Mais comment grosse ? Prenons encore ici notre échelle de 1 à 10 où 5 est la portion qui équivaut à la paume de votre main. Ainsi, si votre poulet était deux fois plus gros que la paume de votre main, c'est une grosse portion valeur 10 qu'il faut noter.

Si la paume de votre main représente la portion de protéine, c'est-à-dire la viande, l'ensemble de votre main représente la portion de légumes. Votre pouce vous indiquera la portion de matière grasse, alors que votre poing fermé représente une portion de fruit ou de produits céréaliers.

Il existe évidemment bien d'autres façons de mesurer vos portions, mais j'avoue que je privilégie celle-ci puisqu'elle correspond parfaitement à ce que vous êtes. On peut aussi utiliser la division de l'assiette, comme la moitié en légume, un quart pour la protéine et l'autre pour les produits céréaliers. Comme il y a plusieurs grandeurs et formats, j'estime que votre main reste encore et toujours votre meilleur allié.

Comme vous pouvez le constater, mesurer ses portions ne signifie pas de traîner avec vous une balance alimentaire et toute une panoplie de tasses à mesurer. Toutefois, plus vous serez précis dans vos informations et plus vous serez surpris de vos vraies habitudes alimentaires, et plus vous serez capable d'apporter des mesures correctrices efficaces. En fait, pendant les deux semaines où vous prendrez des notes sur vos habitudes, vous vous surprendrez vous-mêmes à apporter immédiatement des changements dans les portions que vous ingérez.

Finalement, pour s'assurer de tout mesurer, il faut que ce soit facile, pratique et non pas un nouvel embêtement. Traînez un petit calepin, prenez vos notes sur votre cellulaire, votre iPad, à vous de bien vous organiser puisque cette étape est cruciale. Elle représente la première marche de l'escalier, il ne faut pas la louper.

Intensité légère, moyenne ou élevée ?
Bouger c'est bien, mais s'activer c'est encore mieux. Cet adage n'est de personne, mais pour ma part, je considère qu'il y a une différence significative entre bouger et s'activer. Bouger, c'est ce que nous faisons à tous les jours. On bouge au

travail, dans nos tâches quotidiennes à la maison, bref c'est l'énergie dépensée par notre métabolisme de base. Quand on s'active, c'est que l'on pratique une activité qui dépasse, à tout le moins, les 300 calories à l'heure. L'excellent ouvrage Nutrition Sport et Performance, que je ne saurais trop vous recommander, dresse un tableau[7] de quelques activités classées selon leur niveau d'intensité.

Les activités d'intensité légère, soit celles de moins 300 calories/h sont par exemple le golf avec voiturette, le patinage récréatif, le ski alpin, le vélo à moins de 16 km/h, le volleyball dans l'eau. Les activités d'intensité moyenne, soit de 300 à 600 calories/h, comprennent, entre autres, le badminton récréatif, la course à moins de 8 km/h, le golf en marchant avec ses bâtons, le judo, la natation, le tennis récréatif et le vélo de 16 à 20 km/h. Quant aux activités à intensité élevée, soit celles plus de 600 calories/h, elles incluent le badminton compétitif, le squash, le tennis de compétition, le water-polo, le saut à la corde et le vélo à plus de 20 km/h pour ne nommer que celles-ci.

Encore ici, il vous faut tenir un journal d'activités, et ce, pendant au moins deux semaines. Vous y noterez tout; la nature de l'activité, l'heure et la durée et, bien entendu, le degré d'intensité. Ce journal vous permettra de déterminer avec une précision relative notre niveau d'activité physique

---

[7] Nutrition Sport et Performance, page 19, Tableau 1,2

et vous aidera à voir si vous êtes sédentaires, faiblement actif, moyennement actif ou très actif. Si au bout de deux semaines, il n'y a rien dans votre journal, vous êtes sédentaires... ou peut-être mort, qui sait. Par contre, si vous faites la moyenne de minutes de vos activités selon le degré d'intensité, vous aurez alors un bon aperçu de votre situation et serez en mesure d'établir avec une certaine précision le nombre de calories que vous brûlez par jour, et pourrez ainsi ajuster votre dose quotidienne de carburant en conséquence.

Avec une bonne information, vous serez en mesure de prendre les bonnes décisions et pourrez facilement constater que des petits changements apportent souvent de grands résultats. Comme votre portefeuille financier qui est composé de plusieurs types de produits et titres, votre portefeuille santé est composé d'une multitude de petits faits et gestes qui dressent votre propre portrait.

Avec votre premier bilan en main, nous sommes maintenant prêts pour entreprendre ce qui tracera le parcours vers le meilleur de vous-même. Suivez-moi !

QUATRE

CHANGEMENT D'HABITUDES
C'est aussi un changement d'attitude

Nous sommes ce que nous faisons à répétition, l'excellence est éminemment une question d'habitude comme disait Aristote. Bien que nous ayons l'impression de contrôler entièrement notre destin, la plupart de nos faits et gestes sont conditionnés par des habitudes bien ancrées dans nos vies. Nous mangeons pour le plaisir... mais pratiquement toujours aux mêmes heures et plus souvent qu'autrement à peu près toujours la même chose.

Il en est de même pour la dépense énergétique. Si on pouvait analyser avec une très grande précision notre dépense calorique, nous nous rendrions vite compte que nous brûlons à peu près le même nombre de calories jour après jour, et ce, même si on a la nette impression de ne jamais faire la même chose.

Donc la réussite est une question de vie de tous les jours, de petites habitudes à changer, de petits gestes à poser ? La réponse à cette question est un gros oui. Les changements drastiques n'apportent que des perturbations, alors que les petits changements graduels s'immiscent dans notre vie sans que nous nous en rendions vraiment compte.

Pourtant, il est difficile de parler d'amélioration physique sans parler de diète, un mot à la connotation douteuse et plus souvent lié à la restriction volontaire, alors qu'en fait tout le monde suit une diète. L'athlète professionnel suit une diète en fonction du sport qu'il pratique, le marathonien amateur suit une diète en fonction du nombre de kilomètres qu'il a décidé de parcourir, le pompier suit une diète pour lui permettre d'être au maximum de sa forme et ainsi exécuter son travail avec toute la ténacité nécessaire.

Mais comme le mot diète a une piètre réputation, je préfère utiliser l'expression beaucoup plus représentative de mes idées, soit le *style de vie*. C'est moins restrictif et ça nous permet d'y inclure tout ce qu'il faut pour réussir à atteindre le sommet de notre santé mentale et physique.

Les épicuriens ont un style de vie, les *hipsters* ont le leur, les athlètes professionnels en ont un bien à eux, mais pour tous et chacun, le style de vie correspond parfaitement à ce qu'ils sont dans tout, dans vraiment tout. Mais qu'en est-il des athlètes corporatifs, ces gens uniques qui donnent le maximum à leur travail et qui peuvent réaliser des exploits tout à fait uniques ? Est-ce que cela se voit au premier coup d'oeil ? Pas toujours, je dirais même pas souvent. Il manque donc un élément pour établir ou rétablir un équilibre parfait dans son style de vie.

Somme toute, le style de vie est le reflet direct de l'accumulation de toutes nos habitudes de vie; de la nourriture que nous absorbons au nombre de fois où nous faisons de l'exercice en passant par où l'on vit et qui l'on fréquente. Le style de vie est ni plus ni moins que le portrait global de qui vous êtes. Par la même occasion, ce reflet de vous-même vous offre aussi de nombreuses possibilités pour effectuer bon nombre de changements, aussi minimes soient-ils, et qui à la longue finiront par donner de grands résultats.

Comprendre une habitude

Une habitude est d'abord et avant tout un comportement à caractère répétitif, non une simple action. Elle s'exécute lorsque notre cerveau est branché sur le pilote automatique. En fait, il s'agit, malheureusement ou heureusement à certaines occasions, du mode opératoire le plus commun de notre cerveau. Les experts estiment que plus de 90 % de nos choix alimentaires sont tout simplement effectués par habitude. Il est plus facile de poser un geste par habitude que de prendre une décision éclairée, cela va de soi. Pourtant, si à chaque repas on devait se poser la question; est-ce que cela est vraiment bon pour moi, on ne serait pas sorti de l'auberge. Alors, on choisit sa nourriture, même celle que nous raffolons... que par habitude.

Je connais un couple où tous les deux adorent cuisiner. C'est ni plus ni moins une grande passion qu'ils ont en commun. En fait, ils ont tellement de livres de recettes que s'ils les faisaient toutes, ils ne mangeraient probablement pas deux fois la même chose pour les dix prochaines années. Pourtant, dans le quotidien où l'on doit travailler, s'occuper d'un tas de trucs, la question qui revient le plus souvent est... qu'est-ce qu'on mange pour souper ?

Même chose pour l'activité physique, on n'a jamais le temps. On arrive à peine à fournir dans sa journée, et lorsque viendrait le moment où nous pourrions, nous devrions prendre la décision de s'activer ? Ce n'est certainement pas ce que notre cerveau privilégie, et il choisit d'emblée les bonnes vieilles habitudes. Et lorsque de moins bonnes habitudes le perturbent, notre cerveau finit par sortir son arme ultime : la procrastination.

Notre cerveau est un expert en matière de reconnaissance d'habitudes et de nous transmettre des réponses déjà programmées plutôt que de travailler de manière efficace à prendre de bonnes décisions. Toutefois, vues sous un tout autre angle, puisqu'elles sont de nature plutôt inconsciente, les habitudes peuvent devenir un allié sérieux pour arriver à compenser les efforts de volonté qu'exige un changement significatif dans notre style de vie.

En effet, les habitudes sont des automatismes, et ces automatismes sont essentiels pour réussir un plan durable et, par la même occasion, empêcher les probabilités d'échec qu'entraînent inévitablement les changements de nature drastique. Une bonne habitude, tout comme une mauvaise, ne requiert pas d'effort décisionnel. Une bonne habitude ne déclenche pas de sentiments de culpabilité qui vous rendent la vie difficile et vous amènent inévitablement à abandonner toute bonne résolution. Après tout, c'est probablement la clé d'un véritable changement qui vous permettra d'avoir un style de vie qui correspond à ce que vous êtes vraiment, et surtout pour devenir un véritable athlète corporatif.

Corriger le tir

Tout au long de votre carrière corporative vous avez apporté des changements constants afin de vous assurer que vous alliez dans la bonne direction. Certains ont été plus importants que d'autres, certains ont aussi été plus difficiles à exécuter que d'autres. Mais si vous observez bien votre parcours, ce sont beaucoup de petits détails qui ont fait votre réussite. Selon moi, c'est ce qui différencie les athlètes corporatifs des autres. Ils ont non seulement su s'aligner dans la bonne direction, mais surtout, ils ont su constamment maintenir le cap en apportant des petits ajustements de façon régulière.

Et comme partout ailleurs, il n'y a pas de recette miracle. Il faut identifier le plus petit changement qui aura le plus gros impact, ou mieux encore, celui qui aura assurément un effet durable. Le résultat ne se manifestera pas rapidement, mais une chose est certaine, il sera permanent. Dans la vie des athlètes corporatifs les exemples sont nombreux. Vous devez réduire les dépenses d'exploitation de 20 % ? Si vous demandez seulement à vos employés une réduction de salaire, vous serez vite en situation de conflit, qui sait probablement aux prises avec une grève aussi. Par contre, si vous travaillez avec eux afin de voir comment on pourrait améliorer la production, réduire les taux de rejet, éliminer les goulots d'étranglement sur la chaîne de production et réduire les stocks, il y aura alors de fortes chances que tous mettent l'épaule à la roue et que vous puissiez atteindre vos objectifs. Toutefois, pour ce faire, il faut connaître les moindres détails de son organisation car c'est justement sur ces petits détails que reposera tout le succès de l'opération.

C'est la même chose pour votre style de vie. Il faut bien se connaître pour effectuer de véritables changements. Vous voulez réduire votre apport calorique d'au moins 20 % ? Augmenter d'autant votre activité physique en suivant une diète sévère et un programme d'entraînement intensif ? Aucun doute, ou vous échouerez lamentablement, ou pire deviendrez complètement fou. Une chose est bien certaine toutefois, vous deviendrez insupportable et c'est tout votre environnement, professionnel et familial, qui en souffrira.

Par contre, si vous vous connaissez bien, si vous êtes au fait des moindres conditionnements que votre cerveau vous sert quand vous êtes sur le pilote automatique, il vous sera alors possible d'effectuer des petits changements qui ne viendront pas gâcher le reste de votre existence, et qui vous permettront de réaliser de petites victoires qui, au bout du compte, auront cumulativement un grand impact sur votre style de vie.

Imaginez un instant que vous pouvez reprogrammer votre cerveau et qu'il vous sert de bonnes habitudes. La loi du moindre effort à son meilleur, pas vrai ? Pourtant, il y a plusieurs façons de réaliser un tel exploit. Je vous donnerai toutes les instructions pour vous aider à identifier les habitudes qui ont le plus grand impact sur votre style de vie. Nous les éliminerons une à une et programmerons votre cerveau avec celles qui vous apporteront du succès. Les résultats ne seront pas rapides comme dans le cas des régimes alimentaires sévères et programmes d'entraînement drastiques, mais le changement sera permanent puisqu'il sera basé sur vous, sur ce que vous êtes et ce que vous aimez dans la vie. C'est du sur-mesure pour un style de vie d'athlète corporatif.

Manger pour le plaisir, bouger pour s'amuser

Changer certaines habitudes signifie implicitement que l'on a des objectifs à long-terme. Perdre 10 kg en deux mois implique expressément que l'on ne peut bénéficier d'aucune latitude et qu'au moindre faux pas l'atteinte de l'objectif est mise en péril. Toutefois, lorsque l'on vise à plus long terme, et par conséquent par de plus petites doses, on peut se permettre un écart, en somme de continuer à vivre une vie normale, une vie qui vous ressemble. Certaines personnes sous diète sévère disent qu'ils ne mangeront plus jamais de chocolat. Insensé, à moins que vous souffriez d'un diabète de type 2, pourquoi se priver d'un aliment bon pour la santé, un antioxydant par excellence. Ce n'est pas un chocolat qui fait engraisser, c'est l'habitude de manger du chocolat. Si vous modifiez cette habitude, il ne fait aucun doute que vous pourrez continuer à manger du chocolat à l'occasion. Mais si vous l'éliminez, vous en souffrirez toute votre vie puisque cette question viendra constamment hanter votre cerveau. Vous n'aurez, de toute évidence, aucune chance de succès.

Même chose pour l'activité physique. Si vous décidez de marcher votre dix-huit trous de golf, ça risque d'être beaucoup plus éreintant au début que gratifiant. Aussi, le simple fait que vous sachiez que vous pouvez reprendre la voiturette, est un élément que vous ne pouvez ignorer et s'imposera de lui-même si vous êtes éreintés. Commencez par le premier neuf trous, et graduellement, et même si ça prend toute une saison, vous marcherez tout le parcours sans vraiment réaliser que vous venez de prendre une bonne habitude, un habitude qui restera pour toujours.

Simplement se dire, ou mieux encore, tenter de se convaincre que c'est bon pour la santé, ne suffit pas à modifier une habitude de vie. Combien de fois ai-je rencontré des gens qui avaient l'air de souffrir de leurs activités physiques beaucoup plus que d'en tirer profit et me disaient « c'est mon cardiologue qui m'a dit de bouger plus ». À mon avis, c'est l'équivalent de la condamnation d'un juge à la prison à perpétuité.

Tous les changements, quels qu'ils soient, doivent avoir une contribution positive à votre style de vie, sinon c'est de la torture pure et simple. Si vous avez du plaisir à manger des frites, alors il ne faut pas éliminer ce plaisir, mais tout simplement en découvrir de nouveaux qui viendront le relativiser parmi tant d'autres. Ainsi, manger des frites sera un plaisir que vous pourrez vous offrir à l'occasion puisqu'il y aura bien d'autres aliments pour vous satisfaire tout autant. C'est comme rééquilibrer son portefeuille de titres financiers. Savoir minimiser l'impact à court terme d'un titre dont le potentiel à long terme est encore rempli de promesses. Il faut savoir bien doser, rien de plus.

Imaginez un instant qu'il y a tellement de plats que vous aimez que vous ne pouvez en faire le tour en un mois. C'est là que la frite prend sa juste place dans votre alimentation. Même chose pour l'activité physique, on entend trop souvent la même excuse. Le soir, je n'ai pas l'énergie pour aller au gym (quoique je sois bien d'accord avec vous), ou après ma journée, je n'ai plus le temps d'aller ne serait-ce que marcher autour de chez moi, ou je manque de temps pour l'essentiel alors imaginez pour simplement bouger parce que c'est mon médecin qui me l'a dit. Cependant, si vous aviez mille et une façons de dépenser votre énergie, ainsi vous pourriez réaliser une dépense calorique en fonction du carburant que vous prenez, et vice-versa bien entendu.

Le secret réside dans des habitudes qui apportent du plaisir. Donc, tout repose sur votre attitude. Vous voulez changer, alors allez-y lentement mais sûrement. Et une fois que vous aurez pris de nouvelles habitudes, vous serez surpris de voir comment il vous est maintenant beaucoup plus facile de repousser les mauvaises.

Par exemple, savoir apprécier la bonne cuisine ou mieux encore bien cuisiner, c'est découvrir toutes sortes de plats dont l'apport calorique varie autant que leur bon goût. Il n'est pas plus difficile de cuisiner un hamburger qu'un saumon en papillote, le goût peut être tout aussi intéressant, et l'apport calorique très variable.

Il ne fait aucun doute, le secret repose dans les habitudes qui apportent du plaisir. Ainsi, il faut de la variété pour apprécier le plaisir qu'apporte un aliment ou une activité physique. Par exemple, ne manger du foie gras que quelques fois par année permet de ne pas banaliser cet aliment unique. Ainsi, lorsqu'on en mange, c'est un plaisir extrême renouvelé à chaque fois.

Dans le sport, si vous avez une passion, disons pour le golf par exemple, le plaisir diminuera forcément si vous n'apportez pas quelques variations. Jouer au golf à tous les jours, sur le même parcours avec les mêmes partenaires peut-être intéressant, mais n'a vraiment rien d'excitant. Ce qu'il faut entretenir n'est pas seulement son habilité au jeu, mais sa passion pour le sport, et seule la variation que l'on y apportera pourra y contribuer avec succès.

Un portefeuille équilibré

Dans la vie comme en gestion et planification financière, tout est question d'équilibre. Un titre financier peut offrir un rendement moindre pour l'ins-tant mais finira par se relancer. C'est alors la place qu'il occupe dans votre portefeuille qui est la va-leur à considérer à court terme. Vous en avez beaucoup, alors il faut prendre des mesures rapi-dement. Dans le cas contraire, il est peut-être pré-férable d'attendre et de pouvoir profiter de son regain en temps et lieu, et peut-être même bénéficier de cette période latente pour en acquérir.

Depuis toujours, vos journées sont fort remplies et n'avez ni le temps ni la motivation pour accroître votre dépense énergétique. Pourtant, il y a bien des façons de faire d'une pierre deux coups. Il vous suffit de trouver l'élément déclencheur qui fera toute la différence entre ne rien changer et passer à l'action.

Évidemment, nous sommes tous différents et il n'y a pas une solution miracle qui convient uniformément à tout le monde. Pour y arriver, non seulement il vous faudra relever toutes nos habitudes, comme je l'ai mentionné dans le chapitre précédent, il faudra aussi identifier les éléments déclencheurs de ces habitudes. Lorsque vous noterez vos habitudes, vous devez porter une attention toute particulière à ce que vous étiez en train de faire tout juste avant, ou dans quelle conditions vous êtes. Êtes-vous au travail ? En voiture ? À la maison ? Devant la télé ? En fait, pour toute habitude, il y a cet élément déclencheur, et ça vaut tant pour une bonne que pour une mauvaise. Bien que ça puisse vous paraître évident d'identifier les mauvais déclencheurs, il est primordial d'identifier quelle satisfaction une habitude vous apporte. Avec cette information, vous aurez maintenant tout en main pour vous attaquer sérieusement aux mauvaises habitudes et renforcer les bonnes.

Il n'y a aucune habitude qui se forme sans être associée à une récompense quelconque. Parfois la nuance est mince et subtile, mais encore ici même dans les petits détails on ne fait rien pour rien, inconsciemment ou pas. Vous avez pris le fameux trio hamburger à plus de 1 100 calories pour une simple fringale ? Pourquoi ? Vous aviez faim, et là vous êtes rassasiés, du moins pour l'instant. Alors pourquoi ce choix alimentaire qui, avouons-le, est plutôt fort discutable ? Parce que c'était pratique, vraiment rapide et que vous en aviez le goût. Si c'est la seule fois dans l'année où vous avez fait ça, alors il n'y a pas de problème et j'espère que vous vous êtes régalés. Cependant, si c'est d'une façon régulière que vous avalez ce plat de calories vides, alors il vous faudra changer cette habitude. Et pour ce, vous devrez dépasser de loin la notion du « j'avais faim ».

En effet, il y a eu un élément déclencheur, certes la faim, mais c'est celui qui a déclenché le choix du plat qui nous intéresse. Pourquoi ne pas avoir assouvi sa faim par d'autres aliments alors ? Vous me direz parce que c'est de ça que vous aviez le goût ? Peut-être, mais si votre palette était plus grande, vous auriez probablement choisi autre chose, quelque de mieux assurément.

Plus vous mangerez santé, et plus votre palette gustative s'aiguisera et viendra vous aider à repérer facilement le chimique des produits qui n'apportent aucune contribution calorique valable.

Métabolisme à l'équilibre, la clé de la solution

La notion de métabolisme à l'équilibre n'est pas en soi un objectif à atteindre, mais bien la réalité qui nous définit à tous les jours. En fait, nous sommes pratiquement toujours à l'équilibre d'un point de vue métabolique. Toutefois, si nous devons améliorer notre condition physique, le secret réside inévitablement dans un nouveau point d'équilibre qu'il nous faudra atteindre en réajustant notre apport versus notre dépense calorique.

Tout comme dans nos notions de macroéconomie, lorsque la demande augmente et que l'offre diminue, ou vice-versa, le prix à l'équilibre sera atteint dans une période donnée, selon les caractéristiques du marché concerné. Ce mouvement du prix à l'équilibre est appelé l'élasticité des prix sur le marché.

Même chose pour le métabolisme à l'équilibre et la période donnée où il vise à atteindre le point où la dépense calorique est équivalente à l'apport calorique est aussi appelé élasticité, sauf qu'en vieillissant, on réalise rapidement que cette notion d'élasticité perd de ses facultés, puisque nous sommes moins actifs. Toutefois, changer son apport calorique à plus de soixante ans donnera les mêmes résultats que si l'on tente le même effort à trente ans.

En fait, c'est pour cette raison que les diètes ou programmes d'exercice qui semblent avoir si bien réussi à votre vedette préférée n'auront pas le même impact sur vous. En finance, le même ratio, les mêmes données, les mêmes contextes donnent des résultats similaires. Du côté des humains, il en est tout autrement. Chaque personne est unique, et il n'est pas nécessaire d'emprunter une solution toute prête pour obtenir des résultats, tout part de soi et rien d'autre.

Pour ceux qui me connaissent bien, l'activité physique a toujours fait partie de mon quotidien. Pour moi, l'entraînement, voire même extrême à l'occasion, est une source d'énergie qui se renouvelle constamment. J'adore faire du sport, et, me dépasser physiquement est, en quelque sorte une drogue, un baume d'une grande satisfaction.

Pourtant, je me suis retrouvé un jour confronté à un sérieux problème de santé. Il ne faut jamais oublier que nous sommes nés avec un certain bagage génétique, que ça nous plaise ou non.

En mai 2011, selon l'avis de mon cardiologue, j'ai survécu à un risque éminent d'AVC (accident vasculaire cérébral), et possiblement d'infarctus, justement parce que j'étais en bonne forme physique. Où est le problème alors ? Un cas d'arythmie initialement issu de mon bagage génétique. En fait, j'avais déjà vécu à trois reprises un problème relativement mineur d'arythmie et une faible médication au besoin me permettait alors de palier à la situation. Toutefois, en 2011, lors d'une simple période d'échauffement, je me suis retrouvé avec un rythme cardiaque de 120 battements à la minute, alors que j'enregistre normalement 52 battements à la minute au repos. Cette fois, la médication n'a pas apporté l'effet escompté et je me suis retrouvé rapidement à 175 battements à la minute. Dans cette situation, le protocole est d'appeler les services ambulanciers, et à leur arrivée j'atteignais le plafond de 275 battements à la minute. Le plus surprenant, selon l'avis des médecins, c'est que je n'avais pas perdu conscience, même pas quelques étourdissements. Cette situation unique a été attribuée à ma bonne forme physique, et même si l'incident s'est produit au gym, on m'a même fortement recommandé de continuer à m'entraîner sans changer quoique ce soit à mon programme. Il ne faisait aucun doute que je devais ma survie à mon excellente condition physique, rien d'autre.

Cet incident m'a tout de même amené à réfléchir plus à fond à cette notion d'équilibre dans tout. Trop de sport ou pas assez. Trop de calories ou pas les bonnes. Trop de stress, pas assez de détente. Dès lors, moi aussi, j'ai dû réviser mon approche et faire le tour de mes bonnes et mauvaises habitudes, revoir où se situait mon métabolisme à l'équilibre. Bref, j'ai dû rééquilibrer mon portefeuille santé tout en gardant le cap sur mes objectifs à long terme. Par la même occasion, je me suis rendu compte que c'est ce que je faisais à tous les jours avec le patrimoine financier de mes clients. Ça m'a aussi sauté aux yeux que cet équilibre ne peut être complètement atteint que si on incluait la santé dans notre liste de priorités, et ce, à tous les jours.

Je me considère comme un athlète corporatif, et depuis cet incident de 2011, je cherche à aider mes clients à en faire tout autant. Certains y sont arrivés, d'autres sont en bonne voie, mais malheureusement plusieurs ne peuvent y voir concrètement les bienfaits tout simplement parce qu'il n'y a pas encore eu d'avertissements sérieux, d'inconvénients majeurs, sous-entendu qu'ils n'ont pas encore été confrontés à l'inévitable, soit d'être poussé au pied du mur.

Comme dans mon approche sur le plan financier, la solution doit être simple et facile à exécuter. Pour moi, le métabolisme à l'équilibre est la clé de la solution. Trouver le point où votre santé physique fera de vous un athlète corporatif, une personne qui a la santé physique et mentale pour réussir dans tout ce qu'il entreprend.

Vous avez déjà du succès à bien des égards. Vous n'êtes pas infaillibles et encore moins immortels. Vous vous devez de protéger le seul véhicule dont vous disposez pour réussir sur tous les plans. La solution est simple, l'approche demande une bonne dose d'humilité, mais le coup en vaut vraiment la chandelle.

Partie 2

Audit du patrimoine
Une vie à découvrir

« Ceux qui suivent une foule ne se rendent généralement pas plus loin que la foule. Celui qui marche seul va probablement se retrouver où personne n'est allé auparavant. »

- Albert Einstein

CINQ

LE BILAN
Surplus versus déficit

Pour établir le parcours à suivre afin de se rendre à une destination précise, il faut, d'abord et avant tout, savoir d'où l'on part. Ça semble évident, mais la plupart des gens qui entreprennent d'apporter un changement important dans leur style de vie ne prennent pas en considération où se situe réellement leur point de départ. Trop souvent, ils suivent un mouvement de foule qui ne les mènera pas nécessairement où ils souhaitent aller.

Pour réussir tout changement, il est donc essentiel de partir de soi, de qui l'on est vraiment. Du coup, ça nous permettra plus facilement de définir ce que l'on veut devenir, et évidemment, de tracer clairement la route pour s'y rendre.

En finance, le bilan est l'outil de base tout indiqué pour savoir où commencer. Ce fidèle portrait financier pris à une date donnée nous permet d'établir avec une grande exactitude le point de départ et l'impact qu'auront toutes les actions que nous poserons subséquemment. Il nous permet aussi de mesurer la progression en cours de route et de réajuster certains éléments au besoin.

Comme toute formule de départ doit être simple, quoi de plus simple que celle du bilan financier. L'actif moins le passif permet d'établir l'avoir (A-P=C). Il en est de même pour le bilan de santé. Je ne parle évidemment pas ici d'un rapport médical complet, mais d'une équation de base qui vous aidera à trouver un nouvel équilibre. Et puisque le point de départ est un poids santé avec un faible taux de gras, l'IMC et le pourcentage de matières grasses constituent certes les premiers éléments de l'équation. Toutefois, que l'IMC indique que vous n'avez pas un poids santé n'a pas d'importance. Votre pourcentage de graisse devrait être autour de 15 % maximum pour un homme et d'environ 20 % pour une femme. Bien qu'il existe plusieurs moyens de mesurer son taux de gras, le plus sûr est d'avoir un pèse-personne qui vous donnera toute cette information.

Ainsi, la formule de base est un poids santé qui équivaut à un IMC n'excédant pas 30 points avec un taux de gras relativement bas. Contrairement au bilan financier, la formule n'est pas d'une grande précision, mais son suivi vous permettra de garder le cap sur l'objectif ultime.

En termes plus concrets, si vous avez un IMC de 35 avec un pourcentage de graisse de 25 %, en ramenant ce dernier à 15 %, votre IMC diminuera de façon significative. Toutefois, si vous le faites au profit d'un bon programme d'exercices, vous gagnerez en masse musculaire. Votre IMC ne diminuera peut-être pas aussi rapidement et vous considèrera même probablement encore avec un surpoids, mais la diminution de sa valeur absolue vous indiquera tout de même que vous êtes sur la bonne voie. En fait, votre pourcentage de graisse est l'endroit où vous souhaitez vous rendre et l'IMC est votre boussole pour vous indiquer si vous allez ou non dans la bonne direction.

Évidemment, le relevé de votre apport calorique et celui de toutes vos activités, que vous venez de colliger au cours des dernières semaines, vous fournira toute l'information nécessaire pour entreprendre ce nouveau périple, et surtout pour savoir où commencer. Et bien que plusieurs seraient tentés de tout entreprendre à la fois, il est préférable de débuter avec une échelle de progression où vous apprivoiserez étape par étape les nouvelles réalités de votre vie.

Objectif: métabolisme vers un nouvel équilibre
Actuellement, si vous réussissez à maintenir votre poids, c'est-à-dire que vous n'engraissez ou ne perdez pas de poids de façon continue, cela signifie que votre métabolisme est à l'équilibre. Dans les faits, cela veut dire qu'il réussit à fournir tout

le carburant dont vous avez besoin pour toutes vos activités en alimentant vos muscles par anabolisme et vous procurant de l'énergie par catabolisme sans pour autant avoir à stocker le surplus en tissus adipeux ou puiser dans votre réserve.

Il faut savoir que le métabolisme à l'équilibre est composé de deux facteurs importants; votre métabolisme de base (MB) et les calories traitées en fonction de votre niveau d'activité physique. Le MB est le nombre de calories que vous brûlez sans aucune activité autre que les activités normales de la vie quotidienne. L'équation du MB est très simple à calculer. Elle tient compte de trois facteurs seulement, soit l'âge, la taille et le poids. Seules les constantes varient selon que l'on est un homme ou une femme.

Calculer son métabolisme de base (MB)[8]

Femme

A = 2,67 x âge (en années)

B = 401,5 x taille (en mètres)

C = 8,6 x poids (en kilos)

MB = 247 - A + B + C

---

[8] Nutrition Sport et Performance p. 16

Homme

A = 3,8 x âge (en années)

B = 456,4 x taille (en mètres)

C = 10,12 x poids (en kilos)

MB = 293 - A + B + C

Ainsi, si vous ne pratiquez aucune activité physique mais avez un taux de graisse de 25 %, vous devez réduire votre apport calorique pour vous débarrasser de cette masse de graisse. Vous perdrez du poids, donc abaisserez votre MB. Les derniers kilos seront évidemment difficiles à perdre, puisque votre métabolisme s'approchera de son nouveau point d'équilibre et traitera la très grande majorité des calories que vous lui fournirez. Toutefois, si vous y mettez un peu d'action, vous ferez d'une pierre deux coups puisque vous augmenterez votre masse musculaire, donc votre poids, et votre MB continuera à brûler un important nombre de calories, soit tout le carburant que vous lui soumettrez en plus de puiser dans vos réserves de graisse pour alimenter cette nouvelle masse musculaire.

Par-dessus tout, peu importe si votre apport calorique présente un déficit ou un surplus, la règle non écrite du 80/20 vous indiquera que c'est autour de l'assiette que vos premiers gestes devront être posés. Pas de diète à l'horizon, mais un changement d'habitudes s'imposera de lui-même.

De toute façon, c'est là où vous pourrez enregistrer des résultats le plus rapidement, puisque l'activité physique est beaucoup plus un fournisseur d'énergie qu'un brûleur de calories.

Tout comme dans la gestion de portefeuille, il faut toujours maintenir l'équilibre pour atteindre ses objectifs à long terme. C'est là que nos experts en nutrition entrent en jeu. Ils vous aideront à rétablir l'équilibre entre votre apport calorique et votre dépense, et ce, au quotidien. Mais puisqu'ils ne peuvent être à vos côtés toute la journée, vous devez être en mesure de garder le cap lorsque vous êtes seul devant votre assiette.

Ce n'est qu'en connaissant bien vos habitudes alimentaires que vous pourrez les modifier. Connaître ce qui les déclenche, repérer le contexte, analyser chaque situation vous permettront de livrer la marchandise sans avoir l'impression que, somme toute, vous adoptez une nouvelle diète, une nouvelle approche face à la nourriture. En réalité, vous vous dotez d'un véritable menu d'athlète corporatif.

Le plus important à retenir est que vous allez manger mieux, et non manger à la perfection. Et pour manger mieux, il faut commencer par développer de nouvelles habitudes, et cela demandera du temps et de la pratique. Aussi, votre style de vie ne peut être suspendu parce que vous travaillez à développer de nouvelles habitudes. Il y aura des moments où les vieilles habitudes reprendront le dessus, mais qu'à cela ne tienne, c'est l'objectif à long terme qui compte. La vie est trop courte, il faut aussi savoir en profiter, peu importe, après tout il n'y a rien d'irréparable.

Poids santé et âge santé

On entend toujours parler de poids santé, mais très peu souvent d'âge santé. Pourtant il s'agit d'une donnée qui peut devenir un véritable facteur de motivation pour vous permettre d'atteindre la statut d'athlète corporatif. Tous, nous sommes d'accord pour dire qu'un IMC sous la barre des 30 et un taux de matière grasse oscillant autour de 15 % reflète sensiblement un poids santé. Toutefois, qu'en est-il de l'âge santé de ce même individu ? La réponse à cette question est à la fois simple et complexe, mais nous pouvons tous y répondre de façon relativement précise.

En fait, c'est la capacité aérobique d'une personne qui permet de déterminer son âge santé. Toutefois, tenter de trouver cette valeur peut s'avérer une tâche plutôt ardue. Elle requiert habituellement l'utilisation d'outils sophistiqués pour évaluer votre VO2max, soit le volume maximum que peut utiliser le coeur pendant un exercice. Le VO2max est la donnée qui représente avec précision la capacité cardiorespiratoire d'un individu en plein effort. Cette valeur est plus précisément la quantité d'oxygène en litre requise par minute en fonction de votre poids en kilo, d'où sa représentation par ml/mn/kg, soit millilitre/minute/kilogramme.

Pour mesurer son VO2max, généralement il faut se rendre dans un centre médical spécialisé afin d'y réaliser un test à l'effort où l'évaluation reposera sur l'analyse des échanges gazeux, oxygène et dioxyde de carbone, pendant l'effort. À l'augmentation de l'intensité, la consommation d'oxygène va s'élever progressivement jusqu'à atteindre une valeur maximale où elle va se stabiliser. C'est cette valeur qui correspond à votre VO2max. Elle est l'indicateur de votre potentiel physique. Plus elle sera élevée et, bien entendu, plus vos capacités seront grandes.

Bonne nouvelle toutefois, des chercheurs de la Norwegian University of Science and Thondheim ont développé une remarquable façon de faire, pratiquement tout aussi précise, pour mesurer son VO2max, et ainsi vous permettre de révéler votre âge santé.

Publié dans le Medicine & Science in Sports & Exercice journal[9], le résultat de leur recherche, comptant près de 5 000 sujets âgés de 20 à 90 ans, a démontré qu'en tenant compte de seulement cinq facteurs, tels le tour de taille, le rythme cardiaque au repos, la fréquence et l'intensité de l'exercice, l'âge et le sexe, il était possible d'évaluer le

---

[9] http://www.ncbi.nlm.nih.gov/pubmed/21502897

VO2max d'un individu et ainsi définir son âge santé. En fait, ils ont colligé les résultats de chaque individu en fonction de leur âge. Le concept est relativement simple et selon Ulrik Wisloff, le directeur du K.G. Jebsen Center of Exercice in Medicine au Norwegian University et auteur de cette étude, « un homme ou une femme de 60 ans qui enregistre un capacité aérobique d'une personne de 30 ans a un âge santé de 30 ans ». C'est aussi simple que ça !

Fort heureusement pour nous, ces chercheurs ont créé un calculateur en ligne [10] qui nous permet de trouver non seulement notre âge santé, mais aussi de constater comment il en faut de peu pour rajeunir de façon significative. Un tour de taille réduit, une trentaine de minutes d'exercice plus ou moins intensives et vous voilà en pleine cure de jouvence.

En effet, une fois que l'on a déterminé son VO2max et son âge santé, il est intéressant de simuler quelques possibilités en modifiant les autres paramètres, comme l'intensité ou la fréquence de l'activité physique, pour voir à quel point cette donnée peut se refléter de façon significative sur son âge santé. Passez du mode sédentaire à deux ou trois activités d'intensité moyenne par semaine, et vous voilà cinq ans plus jeune.

---

[10] http://www.ntnu.edu/cerg/vo2max

Par exemple, le calculateur vous offre la possibilité d'inscrire le nombre de fois où vous faites de l'exercice sur une échelle allant moins d'une fois par semaine, une fois par semaine ou deux à trois fois semaine à pratiquement tous les jours. Aussi, vous pourrez préciser s'il s'agit d'exercice de plus ou moins 30 minutes. Finalement, il vous faudra spécifier le niveau d'intensité de votre activité physique.

Ainsi, en faisant varier certains de ces paramètres vous pourrez mesurer avec une certaine précision l'impact direct que chacun d'entre eux peut exercer sur votre âge santé. Il ne fait aucun doute que la fréquence et le niveau d'intensité d'une activité physique a un impact majeur sur votre capacité VO2max, et par le fait même, sur votre santé en général.

La pleine maîtrise du temps

De toute évidence, un agenda déjà surchargé ne laisse aucune chance à l'ajout de nouvelles activités. Il faudra alors remplacer certaines cases par de nouvelles. Une certitude toutefois, vous avez en main le plein contrôle de votre temps, reste à le maximiser en fonction des objectifs que vous souhaitez atteindre.

Vous manquez déjà de temps ? Le contraire m'aurait surpris. Nous sommes tous dans la même situation, surtout à cette époque où nous courons dans toutes les direction pour simplement réussir à garder le contrôle de notre vie. Pourtant, il y a bien des façons d'optimiser chacun de nos faits et gestes, à commencer par éliminer ce qui nous fait perdre du temps. L'analyse exhaustive que vous venez de faire devrait déjà vous avoir révélé quelques situations où vous n'utilisez pas au mieux votre disponibilité. Toutefois, il n'est pas question de devenir des robots, des personnes rigides où il n'y a aucune place à la spontanéité. Les imprévus font partie de la vie, reste à savoir comment vivre avec dans un emploi optimal du temps.

Il est faux de prétendre que plus on compte d'heures passées au travail et plus notre productivité est grande. Comme dans toute chose, une journée a ses pointes de rendement qui vont en décroissant plus elle avance. En général, lorsque l'on travaille avec intensité sur une période de huit heures, les signes de fatigue se sont sentir à la fin de la journée et s'acharner à continuer revient pratiquement à empiéter sur les heures de rendement du lendemain.

Combien de fois ai-je entendu des gens me dire qu'ils travaillaient au moins, sinon plus que soixante heures par semaine ! C'est beaucoup il me semble, non ? C'est douze heures par jour du lundi au vendredi. Ce que la plupart veulent dire en réalité, c'est qu'ils sont soixante heures par semaine au travail. Mais être au travail et travailler, c'est souvent deux choses bien différentes.

En fait, je ne connais personne qui travaille, moi compris, avec une efficacité de 100 %. Mêmes nos ordinateurs tous aussi performants soient-ils n'y arrivent pas.

Alors, l'analyse de l'utilisation de son temps passé au travail revêt toute son importance, car il y a certes de précieuses minutes que vous pouvez récupérer et mettre au service de votre santé. En retour, votre santé vous fournira toute la capacité d'améliorer votre efficacité. Disons que c'est un cercle vicieux, quelque chose même d'invitant.

Tous les professionnels qui facturent leurs services sur une base horaire, tels les avocats, comptables et autres, vous le diront, lorsqu'ils réussissent à facturer 28 à 30 heures dans une semaine, c'est qu'ils en ont généralement travaillé une bonne quarantaine. Il s'agit en quelque sorte une étude permanente qui, de un, nous confirme qu'il est impossible d'avoir une efficacité de 100 % et, de deux, qu'une journée a ses limites qu'on le veuille ou pas. Pour améliorer son efficacité, c'est sur les dix ou douze heures par semaine que vous ne pouvez imputer à un client ou un projet qu'il vous faut travailler. C'est enfoui dans cette période de temps que se trouvent ces petits trente minutes qui feront de vous un véritable athlète corporatif. Éliminer les pertes de temps n'est pas difficile une fois que l'on a pu les identifier clairement. Tout comme pour vos autres habitudes, remplacez-les par du temps productif et diminuez votre temps passé au travail pour en bénéficier ailleurs, pour vous et pour votre entourage.

Tout comme mon ami *New Yorker* qui voulait absolument profiter de la ville, vous devez planifier des heures en dehors du travail et surtout de vous y tenir. Ce temps vous appartient, lorsqu'on a travaillé efficacement toute la journée, on le sent doublement mérité. Allez, c'est à vous de jouer !

Pas de recette miracle pour gagner du temps

La seule façon que j'ai trouvé pour acheter du temps, c'était de mettre de l'argent dans un parcomètre. De toute évidence, il n'y a pas de recette miracle, ni de méthode magique pour gagner du temps. Pourtant, ce ne sont pas les ouvrages qui manquent dans le domaine de la gestion du temps. Il existe bon nombre de livres vantant une nouvelle approche pour devenir plus efficace au travail. Ces ouvrages regorgent d'idées et de concepts tous aussi valables les uns que les autres, mais dans l'ensemble ça revient toujours à une seule et même chose : bien faire du premier coup à tout coup. En fait, une des plus grandes pertes de temps au travail est de reprendre ce qui n'a pas été fait correctement au départ.

J'ai ma petite théorie là-dessus. Je l'appelle ma théorie du Q4; les quatre questions primaires. Ainsi, avant d'entreprendre quoi que ce soit, je me pose toujours les mêmes quatre questions. Est-ce vraiment à moi de le faire ou y a-t-il un moyen de le refiler à un autre ? Combien de temps exactement devrai-je y consacrer et quel est le minimum en termes concrets ? Est-ce qu'il y aura une suite et, si c'est le cas, qu'est-ce que ça implique ? Quel est l'échéancier ? S'il me manque une réponse à l'une de ces questions, pour moi, ça ne vaut pas le « Q » et je passe au prochain appel !

Évidemment, lorsque vient le temps de passer le ballon à un autre, je m'assure que ça ne me reviendra pas et qu'au bout du compte je ne devrai pas me retaper tout le boulot. L'art de déléguer repose d'abord et avant tout sur le principe que le travail ne sera possiblement pas fait comme nous l'aurions nous-même réalisé, mais qu'à la fin de la journée, ça rencontre l'objectif visé, et c'est ce qui compte. Combien de gens perdent un temps fou à reprendre ce qu'ils ont délégué tout simplement parce que ce n'est pas fait comme eux l'auraient fait, et ce peu importe si c'est bon.

Je connais un concepteur de produit qui réussit toujours à concocter une nouveauté qui fonctionne à tout coup. Il me disait que son approche était forcément très simple, puisqu'à la base il n'était pas assez intelligent pour faire des choses compliquées. Pourtant, beaucoup de gens de son entourage le considèrent comme un génie. Le fameux *keep it simple, stupid* reste, et restera toujours la meilleure façon d'être efficace, surtout pour gagner du temps.

Peu importe que nous disposions aujourd'hui de bon nombre d'outils pour nous aider à être toujours plus efficace, il n'en reste pas moins que c'est la bonne vieillle approche du *in* et *out basket* qui vous donnera la plus grande satisfaction. Autrefois, les gens efficaces avaient deux paniers sur leur bureau, le *in* et le *out*. Il prenait une tâche sur le dessus de la pile dans le *in*, exécutait le travail et foutait le résultat dans le out. Le but ultime : vider le in, rien de plus.

Avec la nouvelle génération d'entrepreneurs, on entend de moins en moins qu'il faille travailler douze par jour pour réussir dans la vie. De fait, on entend plus souvent que travailler douze heures par jour est un non-sens. S'il faut en dormir huit, en utiliser une par repas, il ne restera qu'une pauvre petite heure pour profiter de tout ce que la vie nous offre. C'est ridicule, pas vrai ? Faites plutôt une bonne journée de travail, incluant une dose d'activité physique, prenez le temps de bien manger, et surtout de bien vous reposer. Vous verrez que vous serez non seulement plus efficace et surtout bien dans votre peau, mais que vous pourrez relever de plus grands défis que vous vous en seriez cru capable au départ. Après tout, vous êtes en voie de devenir un véritable athlète corporatif.

SIX

LES DONNÉES
Créer son propre indice de valeurs

Une fois que l'on a en main toutes les informations nécessaires, il suffit de se doter de quelques valeurs repères qui nous permettront de mesurer notre progression. Sans avoir en main quelques ratios pour vous y retrouver, vous aurez vite l'impression que toute cette nouvelle réalité ne vous mène nulle part, d'où l'abandon chronique des gens qui ont pourtant de très bonnes intentions au départ. Il faut des repères, établir des *benchmarks*, c'est une étape très importante, il ne faut pas la rater. Il s'agit en fait de la même approche qu'en matière de placement. Les indices boursiers nous fournissent ce genre d'information relativement à la performance de nos portefeuilles d'actions, tout comme l'évaluation, de façon périodique, de certains ratios financiers nous permet de réajuster le tir au besoin et ainsi livrer des résultats à la hauteur de nos attentes.

Sur le plan de la santé physique, nous pouvons créer nos propres indices de valeur, nos propres unités de mesure. En fait, ces données personnalisées nous permettront d'ajuster régulièrement notre stratégie et même deviendront probablement une bonne source de motivation. Somme toute, ils correspondront exactement aux objectifs que nous voulons atteindre.

See it, Feel it, Live it

Pour créer ses propres *benchmarks*, là aussi j'ai ma petite théorie. En fait, c'est depuis toujours à la base de mon modus operandi; *See it, Feel it, Live it*. C'est une sensation unique qui m'habite et me parle constamment. Pour moi, c'est comme le *Just do it* de Nike. C'est puissant et surtout ça donne tout l'élan et la motivation pour se lancer. Le *See it, Feel it, Live it* va même au-delà de la motivation, j'irais jusqu'à dire que c'est pour moi, ni plus ni moins, une façon d'être.

Tout le monde le sait, la visualisation est un élément crucial de la réussite. Toutefois, il ne suffit pas que de visualiser le succès pour que ça arrive. De toute évidence, l'univers ne nous récompensera pas simplement parce que l'on y croit. En fait, il faut d'abord et avant tout visualiser toutes les étapes qui nous mèneront au succès. Ainsi, bien que visualiser son objectif, le *See it*, est un facteur motivant, si l'on commence à se comporter comme si on avait atteint notre objectif, le *Feel it*, cela viendra alimenter notre motivation dans toutes les étapes qui nous mèneront au succès. Et plus on se rapprochera du but, et plus le *Feel it* fera place tout naturellement au *Live it*.

Ainsi, si l'objectif est bien clairement défini au départ, il en faut très peu pour que nous puissions commencer à profiter du fruit de nos efforts. Le plus important est de fixer des objectifs réalistes, mesurables et par-dessus tout motivants. Pour ce, il nous faut de bonnes données de départ et un modèle qui viendra suffisamment alimenter notre motivation tout au long du processus.

Focaliser sur les bons ratios

Vos indices de valeur et ratios, vos *benchmarks,* sont en réalité ce que vous devriez, ou du moins souhaiteriez, être lors que vous arriverez à l'étape du *Live it*. C'est ce à quoi vous voulez ressembler dans un proche avenir, rien de moins. Il faut donc construire votre modèle avec minutie et une bonne dose de réalisme, car il n'y a rien de plus dur que de changer en cours de route. C'est comme si vous changiez les règlements une fois la partie commencée, ça ne sert plus vraiment à rien. Cela ne veut pas dire que vos *benchmarks* seront un carcan très rigide duquel vous ne pourrez prendre vos distances à l'occasion. Toutefois, il n'en reste pas moins que si vous prenez le temps de bien définir vos objectifs de départ, vous devriez être en mesure de bien garder le cap sur le parcours et atteindre votre but sans problème.

À la base, vous disposez maintenant de plusieurs informations qui vous permettent de définir un peu plus où vous allez. Vous connaissez votre IMC, votre taux de masse grasse, votre VO2max et votre âge santé. Il ne vous reste qu'à fixer dans le temps de nouvelles valeurs à ces données.

Le premier élément à considérer doit d'abord être votre tour de taille, plus particulièrement votre taux de masse grasse. En fait, il est directement relié à votre espérance de vie, et ce, que vous le vouliez ou non. Vous vous devez absolument de ramener votre taux de tissus adipeux dans une norme acceptable, soit comme l'a vu, à moins de 15 % pour un homme et moins de 20 % pour une femme. Aussi, faites attention de ne pas tomber dans le piège où vous pouvez perdre du gras à des endroits bien ciblés, comme à l'abdomen pour les hommes et les hanches pour les femmes. Vos tissus adipeux disparaîtront tout comme ils sont venus, il n'y a pas d'autres solutions.

Quant à votre IMC, on l'a déjà dit, il ne représente qu'une valeur repère. Si vous choisissez de perdre du poids, il devra diminuer en valeur absolue, rien d'autre. Surtout ne vous arrêtez pas à son interprétation, puisqu'elle date d'une centaine d'années alors que l'être humain a connu ses plus grands changements au cours de cette même période. En effet, on a pratiquement doublé notre espérance de vie depuis la création de l'indice, et nous présentons un aspect physique bien différent des gens de cette époque. Nous sommes plus grands, nous nous alimentons de façon fort différente et nous sommes définitivement passés des tisanes douteuses aux médicaments presque miracles pour nous soigner.

Voici un tableau présentant un excellent point de repère pour déterminer votre taux de gras. Même si vous disposez d'un pèse-personne avec la détection de masse grasse, il vous aidera à évaluer celle de votre modèle, la personne à qui vous aimeriez ressembler.

Tableau descriptif de la masse grasse

Homme

Taux de masse grasse de 3% ou 4%
Les culturistes peuvent réduire leur masse grasse jusqu'à 3 ou 4 % lors de compétitions. Ce niveau du taux de graisse est caractérisé par une vascularisation extrême, alors que les veines sont nettement visibles sur tous les muscles.

Homme

Taux de masse grasse de 6% ou 7%

Tout juste un peu moins extrême que pour les culturistes, à ce niveau le visage devient maigre et votre entourage commence à s'inquiéter pour vous. Ce niveau de masse grasse se caractérise par la définition de tous les muscles et une vascularisation évidente sur les bras, les jambes et les abdominaux. Lorsque les veines sont apparentes au bas du ventre, c'est un signe évident de taux de graisse très bas.

Taux de masse grasse de 10% à 12%

Ce taux de graisse est relativement viable pour la plupart des hommes, et aucun doute que c'est le minimum à atteindre si vous voulez (enfin) voir vos abdominaux. Ce pourcentage de matière grasse permet une séparation plutôt nette entre les muscles et quelques stries musculaires sont visibles au niveau des épaules et des bras. La vascularisation est généralement limitée aux bras, et peut-être un peu sur les jambes.

Taux de masse grasse de 15%

Ce niveau de masse corporelle situe les hommes dans la catégorie mince et en forme. Le contour des muscles peut être apparent, mais la définition n'est pas vraiment évidente et la vascularisation est alors plus limitée.

Homme

Taux de masse grasse de 20%
C'est à ce niveau que la séparation des muscles commence à se brouiller et il n'y a pas ou presque pas de vascularisation. Règle générale, il y a une petite poche de graisse au niveau de l'abdomen. Il est ici question de surpoids.

Taux de masse grasse de 25%
C'est à partir de ce niveau que l'on commence à parler d'obésité. Il y a peu ou pas de séparation entre les muscles, pas de vascularisation et le la taille est plus grande par rapport aux hanches.

Taux de masse grasse de 30%
Ce niveau de gras affiche une masse adipeuse tout autour de la taille, du dos, des cuisses et même des mollets. L'abdomen est nettement plus grand que les hanches et il n'y a pas de séparation de muscles.

Taux de masse grasse de 35%
Un pourcentage de graisse de ce niveau est caractérisé par un abdomen débordant au-dessus de la ceinture. Le tour de taille peut atteindre les 100 cm (40 po.). La plupart des graisses sont canalisées au niveau de l'estomac.

Homme

Taux de masse grasse de 40%
Similaire au taux de graisse de 35%, il y a encore plus de graisse qui s'accumule au niveau de l'abdomen de sorte que le tour de taille peut approcher les 115 cm (46 po.) À ce stade, les activités quotidiennes deviennent de plus en plus difficiles. Il s'agit d'un niveau proche de l'obésité morbide laquelle se caractérise à un IMC de 35.

Le pourcentage de masse grasse essentielle pour une femme est de 10 à 12 %, alors qu'il est minimal à 2 % pour un homme. Cette différence relativement importante provient surtout du fait que les femmes ont plus de masse grasse dans le tissu mammaire et dans la zone entourant l'utérus.

Femme

Taux de masse grasse de 10 à 12 %
Généralement atteint par les culturistes, c'est un niveau très faible de matières grasses. Les stries du muscle, la séparation entre les muscles ainsi que la vascularisation sont apparentes.

Femme

Taux de masse grasse de 15 à 17 %
Encore considéré comme une faible quantité de matière grasse pour une femme, c'est l'équivalent d'un taux de 6 - 7 % chez un homme. La définition musculaire des jambes, des abdominaux, des bras et des épaules est évidente, ainsi qu'une légère vascularisation et une séparation des muscles.

Taux de masse grasse de 20 à 22 %
Il s'agit du taux de graisse corporelle habituellement considéré comme la normalité dans les tableaux de matière grasse et est typique de bon nombre d'athlètes féminines. Les abdominaux sont visibles, il y a un peu de masse grasse au niveau des bras et des jambes sans toutefois être trop prononcée.

Taux de masse grasse de 25 %
C'est le taux qui caractérise la plupart des femmes par une forme ni trop mince, ni en surpoids. Les courbes des hanches sont généralement plus apparentes avec un niveau de graisse plus élevé au niveau des fesses et des cuisses.

Femme

Taux de masse grasse de 30 %
Si les hommes emmagasinent les surplus de matière grasse au niveau du ventre, la plupart des femmes accumulent cette graisse au niveau des hanches, des fesses et des cuisses. Ces parties du corps sont plus prononcées et rondes.

Taux de masse grasse de 35 %
Les hanches deviennent encore plus larges à ce pourcentage, alors que même le visage et le cou apparaîtront beaucoup plus ronds. Le niveau de graisse au niveau de l'abdomen commence à passer au-dessus de la ceinture.

Taux de masse grasse de 45 %
La peau commence à perdre de son aspect lisse sous forme de graisse qui s'accumule dans certaines parties du corps. Le hanches peuvent devenir nettement plus larges que les épaules.

Vous avez maintenant en main tous les éléments pour vous choisir un modèle et établir vos propres objectifs. Vous connaissez votre métabolisme de base, savez concrètement si chacune de vos journées contient ou pas une variation d'activités de faible, moyenne ou forte intensité. Vous savez aussi ce que vous mangez quotidiennement grâce à votre agenda alimentaire et connaissez l'utilisation de votre temps. Vous avez tout ce qu'il faut pour bâtir le portrait du prochain vous-même.

Se choisir un modèle

La méthode la plus facile pour visualiser son objectif santé est évidemment de prendre un modèle, et avec tous les moyens d'information qui existent de nos jours, ce n'est pas ce qui manque. N'ayez pas peur d'emprunter les bons éléments des autres et de les inclure dans vos objectifs. Évidemment, si vous voulez ressembler à un athlète olympique, la barre risque d'être haute quelque peu. Mais, si vous êtes réalistes, il y a certainement une personnalité, connue ou pas, à qui vous aimeriez ressembler. Le plus important est de choisir une personne dont vous pourrez tirer toutes les informations afin d'être en mesure d'identifier toutes ses caractéristiques de base. Vous est-il possible d'estimer ces valeurs ? Si oui, c'est un très bon candidat. En fait, vous devez connaître sa date de naissance, sa taille et son poids. Aussi, quelques photos vous permettront d'estimer son taux de matière grasse.

Rien de mieux qu'un bon exemple. Prenons le cas d'une personnalité connue, question que nous puissions voir comment on peut trouver toutes les informations nécessaires. Vous venez tout juste d'atteindre la soixantaine, et disons que vous avez toujours admiré l'acteur Jeff Bridges ? D'abord, sachez que M. Bridges a déjà passé la barre des soixante ans puisqu'il est né le 4 décembre 1949. Aussi, il fait 6'1" (185cm) et pèse 190 lb (86kg). On l'a vu plus récemment dans quelques films, et il semble avoir un léger surpoids qui nous permettrait d'établir arbitrairement que son taux de masse grasse tourne aux alentours de 15 %, alors que son IMC se situerait tout juste au-dessus de la barre des 25 points. Si ces valeurs correspondent à ce que vous êtes déjà, il ne vous restera que la chirurgie plastique pour avoir sa belle gueule.

Une chose est certaine toutefois, il faut reconnaître que M. Bridges est un gars plutôt en forme, et surtout bien portant pour son âge. Personne ne le voit réellement avec un surpoids, mais plutôt de corpulence normale. Son métabolisme de base (MB) se situant à 1 667 calories par jour, il ne fait aucun doute qu'il est probablement du genre moyennement actif, puisqu'il semble beaucoup plus musculaire que squelettique. Or, s'il perdait environ 5 % de masse grasse, soit plus ou moins une dizaine de livres, il faudrait idéalement qu'il réussisse à conserver son poids initial et ainsi maintenir son MB relativement au même niveau qu'avant. Son IMC ne changerait sensiblement pas, mais une chose est bien certaine il ne serait plus en surpoids comme tel, et il aurait même une allure maigrichonne.

Toutefois, si l'on compare ces données avec celles du hockeyeur Sidney Crosby, les nuances sont tout de même subtiles malgré l'écart qui semble séparer les deux hommes. Le *Sid* est âgé de 26 ans, mesure 5'11" (180cm) et pèse 200 lbs (91kg). Son taux de masse grasse oscille autour de 5 %. Son IMC se situe à 28, soit trois points de plus que M. Bridges, alors que le jeune Crosby n'affiche aucun surpoids, bien au contraire. Encore plus étonnant, son métabolisme de base est d'à peine 1 548 calories par jour. Évidemment, nous savons tous que son niveau d'activités est très élevé, alors comme vous le devinez, il ne peut se permettre de sauter un repas, ni même d'absorber les calories vides qu'offrent la plupart des menus de restauration rapide. En fait, il a besoin de toutes les calories anabolisantes qu'il peut absorber. Comme tous les athlètes de très haut niveau, Sidney Crosby dépense facilement plus de 4 000 calories par jour en moyenne, et ça monte à près de 6 000 les jours de match.

Même si on entend souvent que le MB ralentit avec l'âge, il faut savoir que c'est généralement lié avec le fait que plus on vieillit et plus on réduit sa dépense calorique en bougeant moins tout simplement. Toutefois, si l'on continue de s'activer, ne serait-ce que d'un faible niveau d'intensité, le MB devrait se maintenir tout au long de sa vie.

La principale raison qu'aurait Jeff Bridges de vouloir réduire son taux de masse grasse serait de réduire ses graisses viscérales, soit les tissus adipeux à l'intérieur de l'abdomen tout autour des organes vitaux. Du coup, il pourrait réduire sensiblement les risques d'accidents vasculaires cérébraux (AVC) et le développement possible de diabète de type 2.

En fait, le maintien de la forme physique dépasse de loin la simple notion du look, et ce même pour un acteur hollywoodien encore fortement en demande. Il ne fait aucun doute qu'à maintenant plus de soixante ans, M. Bridges fait d'une pierre deux coups en maintenant son taux de graisse sous la barre des 15 %. Il maintient un look qui fait encore tourner bien des têtes (féminines surtout) et est toujours capable de tourner des scènes souvent très exigeantes sur le plan physique et ce à tout moment de la journée. C'est un athlète corporatif à sa façon. Il a la santé physique et mentale pour réaliser tout ce qu'il veut, et heureusement pour nous, nous pourrons encore profiter longtemps de son immense talent.

Quant à Sidney Crosby, c'est évidemment un très grand athlète, et on pourrait aussi le qualifier d'athlète corporatif, puisqu'il contribue par sa capacité physique et mentale aux succès de l'organisation des Pingouins de Pittsburg, et qui plus est, à tout le rayonnement de la LNH. Il est certainement un modèle de choix pour les jeunes qui aspirent à grand, à très grand, dans leur vie.

Des modèles réalistes et motivants

La modélisation est donc une excellente approche qui nous permet de visualiser chacune des étapes qui nous aidera à atteindre nos objectifs. C'est le point de départ en stratégie financière, et ça devrait l'être tout autant pour la gestion de son patrimoine santé. Comme en planification financière, nous établissons des modèles pour mesurer votre taux de tolérance, votre rapport au risque. Ces outils nous permettent d'abord et avant tout de voir si vous êtes vraiment ce que vous croyez être. Chacune des sphères du domaine financier dispose de modèles qui vous permettent d'essayer avant de sauter, le *See it* et le *Feel it*.

Aussi, quand vient le temps de gérer son patrimoine physique, il faut savoir choisir ses modèles, savoir mesurer l'implication que ça demandera et ressentir si c'est exactement ce qui vous convient. Et encore ici, nos experts sont là pour vous aider. L'ostéopathe s'assurera que vous serez en mesure de réaliser votre plan de match sans créer ou aggraver certains problèmes, et possiblement en régler quelques autres avant même que vous ne commenciez. Avec le kinésiologue, on vous aidera à confirmer que ce que vous entreprenez est un programme qui vous convient à tous points de vue, que votre modèle est réaliste, et que toute cette nouvelle réalité sera une source de motivation tout au long du processus.

En premier lieu, il vous faut trouver quelle est la version idéale de vous-même, ce à quoi vous voulez vraiment arriver au bout du compte. Évidemment, la question du poids santé est toujours celle qui ressort en premier. Mais si vous avez déjà un poids santé, ce n'est peut-être qu'une question de maintien, mais le plan sera tout aussi important, car plus on vieillit et plus il en faut de peu pour ne plus être en santé.

Vous avez peut-être réussi à vous bâtir un patrimoine financier important, peut-être même au détriment de votre santé physique, mais qu'à cela ne tienne, vous étiez jeune, plein d'énergie et motivé à bloc. À l'aube de la retraite active, les données sont, somme toute, bien différentes. Vous ne pouvez plus vous rabattre sur votre capacité physique, votre résistance au stress et encore moins sur la procrastination. Ces paramètres ont vieilli en même temps que vous et vous devez les prendre en considération que vous le vouliez ou pas.

Malgré tout, le temps reste encore et toujours votre meilleur allié et vous permettra de rétablir votre équilibre physique. Comme en planification financière, la   notion d'échéance est très importante, si vous voulez sauter des étapes, c'est votre tolérance au risque qui en prendra un bon coup. Même chose pour votre santé, si vous arrivez à l'aube de la soixantaine et que votre modèle est Sidney Crosby, le mot d'ordre au départ sera, sans équivoque, que vous allez souffrir le martyre et abandonnerez sûrement dans les premières heures.

Les données en perspective

Un facteur important de la modélisation est de mettre en perspective les données qui sont intimement liées aux objectifs visés. Par exemple, la simulation d'un portefeuille d'actions où l'objectif visé est un rendement de 8 % vous permettra de définir non seulement le type de portefeuille, mais également la proportion que devrait avoir chaque titre au sein du portefeuille.

En santé, il faut savoir que le volume d'une livre de graisse est, à toutes fins pratiques, 2,5 fois plus volumineux qu'une livre de muscle. Il faut brûler 3 500 calories pour perdre une livre. Alors, si vous souhaitez perdre 10 % de tissu adipeux (par exemple pour passer de 25 à 15 %) et que votre poids est actuellement de 220 lbs, c'est 22 livres qu'il faudra perdre. Au rythme de 500 calories par jour en moins, c'est d'un minimum d'au moins 22 semaines dont vous aurez besoin pour atteindre cet objectif, et possiblement plus, puisque votre métabolisme en viendra tranquillement à s'ajuster à cette nouvelle perte poids puisque le MB demandera moins carburant, donc brûlera graduellement moins de calories. Toutefois, si vous vous entraînez, et surtout développez votre masse musculaire au cours de cette même période, chaque livre prise en musculation viendra réduire d'une semaine votre échéancier puisque ça vous permettra de maintenir sensiblement votre MB au même niveau.

Ainsi, le futur portrait de vous-même est à la base même de votre plan de match, votre *See it*, et si vous trouvez un modèle qui lui ressemble, vous pourrez déjà apprécier les bienfaits du *Feel it*.

SEPT

LE RAPPORT AU RISQUE

Taux de tolérance et degré de motivation

Ce qui est vraiment paradoxal lorsque l'on compare la gestion du patrimoine financier avec celle du patrimoine santé, c'est le fait que du côté financier on sait ce que l'on veut, alors que du côté santé, on sait surtout ce que l'on ne veut pas. Il est plus facile d'établir un profil d'investisseur avec toutes ses caractéristiques, tels le type d'investissement, les rendements minimaux espérés, le rapport au risque, le seuil de tolérance et les stratégies de réajustement, alors qu'en gestion de patrimoine santé, il nous faut définir nos propres caractéristiques. Tout d'abord, il faut trouver ce que l'on veut, modéliser nos objectifs *(See it, Feel it)*, créer des moyens motivants pour les atteindre, et établir un plan de match qui assurera un rendement positif tout au long du processus et non seulement à l'échéance. Les stratégies de réajustement en cours de route sont cruciales puisque le parcours santé est un parcours engagé sur un chemin inconnu, propre à chaque individu. Les différents parcours santé peuvent peut-être se ressembler à l'occasion, mais aucun doute qu'il n'y en a pas deux pareils. Ainsi, les formules miracles toutes préparées d'avance ne peuvent que servir de point de repère, puisqu'elles ont un impact fort différent d'un individu à l'autre, d'où l'importance de définir sa propre formule gagnante.

À la base de toute formule en matière de placement, il y a votre rapport au risque, alors qu'en santé on parlera plutôt du degré de motivation. Le rapport au risque est surtout défini au départ par le type d'investissement que vous désirez réaliser. Si vous êtes du genre à investir dans des obligations gouvernementales, c'est plutôt que votre tolérance au risque est relativement basse. Les rendements sont peut-être moindres mais vous avez l'esprit tranquille. Vous voulez plus de rendement et vous êtes prêts à risquer dans des titres plus volatiles, alors votre rapport au risque est relativement plus élevé et vous êtes en mesure d'absorber, s'il y a lieu, les contrecoups que pariels types d'investissement peuvent comporter à l'occasion.

En gestion de patrimoine santé, votre profil humain, votre style de vie, est l'équivalent de votre profil d'investisseur. Si vous êtes un investisseur de type prudent, vous irez vers des valeurs plus sûres, peu importe si le rendement est plus modeste. Bien sûr, qui risque rien n'a rien, alors vous pouvez oser un peu plus, mais toujours de façon prudente en consacrant qu'une petite partie de votre portefeuille à des titres plus risqués mais au rendement combien plus élevé. De même que dans la gestion de votre patrimoine santé, vaut mieux être prudent au départ et ainsi y aller graduellement pour atteindre le niveau que vous désirez, vous pouvez assurément minimiser votre risque financier.

La notion de risque en matière de placement, c'est d'abord la probabilité que le retour sur investissement soit différent de celui qui était prévu. Évidemment, le risque inclut aussi la possibilité de perdre une partie ou même tout le capital investi. Ainsi, le risque « calculé » tient compte de la déviation standard de l'historique du rendement et, bien entendu, de la moyenne de rendement d'un investissement donné. Plus la déviation standard est élevé et plus le degré risque est élevé.

Le rapport au risque est fondamental en gestion de patrimoine. En fait, il tient compte de la relation entre le taux de tolérance de l'investisseur et le rendement minimal qu'il espère obtenir. Vu de cet angle, le rendement n'est ni plus ni moins qu'une prime au risque. Plus vous êtes prêts à prendre un risque et plus votre potentiel de rendement sera élevé.

Toutefois, il vous faut bien connaître votre taux de tolérance. Bien que ce ne soit pas une valeur absolue, vous devez à la base reconnaître où vous vous sentez bien avec certains types de placement et, plus important encore, où se situe votre bouton de panique. En fait, votre taux de tolérance est proportionnel au degré de variation du rendement que vous êtes prêts à accepter. C'est une composante importante, voire primordiale, en stratégie de placement et planification financière. Une personne doit avoir une vision réaliste de sa capacité et de sa volonté pour accepter de grandes variations de la valeur de ses placements. Par exemple, les investisseurs qui prennent trop de risques peuvent paniquer et vendre au mauvais moment. Ainsi, il faut déterminer jusqu'où le rendement ou la valeur du placement auront des répercussions négatives sur la situation courante de l'investisseur. Il faut aussi déterminer à partir de quel taux de rendement l'investisseur ne couvrira plus ses besoins courants, et même à partir de quel niveau de capital, il ne pourra plus régénérer de nouveaux revenus pour compenser cette perte.

Degré de motivation
On peut établir un parallèle entre le taux de tolérance en gestion de patrimoine financier et le degré de motivation d'un individu face à la gestion de son patrimoine santé. En fait, c'est le degré de variation par rapport aux objectifs qu'une personne est prête à assumer. Cette variation se mesure de façon hebdomadaire en analysant les diffé-

rents ratios de performance par rapport au plan de match.

Évidemment, tout comme le taux de tolérance qui varie considérablement selon le type de placement, le degré de motivation peut lui aussi être fort différent selon les objectifs visés. Ainsi, votre seuil de tolérance sera beaucoup plus élevé dans des situations d'investissement en préservation de capital ou conservateur, tout comme votre degré de motivation sera plus élevé si n'avez qu'à modifier un ou deux trucs dans votre alimentation et dans votre agenda.

Il en est tout autrement dans des situations de placement de croissance agressive où le but visé est le rendement maximal sur la plus courte période de temps possible. Votre taux de tolérance sera alors à son plus bas, tout comme votre degré de motivation si vous deviez perdre 50kg après un triple pontage cardiaque vous mettant en congé forcé hors de votre entreprise pour une période minimale de trois mois.

En général, les qualificatifs du taux de tolérance se résument à quatre dénominateurs : tolérant, assez tolérant, plus ou moins tolérant, et pas tolérant du tout. Même chose pour le degré de motivation, soit vous êtes d'un niveau d'activité élevé (motivé), niveau d'activité moyen (assez motivé, mais se permettant quelques écarts), niveau d'activité faible (plus ou moins motivé) ou tout simplement sédentaire (plus motivé dans ses pensées qu'en gestes concrets).

Commencer par le début

Hormis les gens dotés d'une témérité naturelle, on ne définit pas son taux de tolérance avec des placements de croissance agressive. Pour la plupart de ceux qui en ont fait l'expérience, il ne fait aucun doute que c'est là que l'on apprend la tristement célèbre phrase *learning the hard way*. Il faut commencer par le début, des placements plus sûrs, et progresser au fur et à mesure que l'on développe son instinct dans ce vaste monde en constante permutation. Somme toute, la cupidité n'a jamais remplacé le gros bons sens.

Par exemple, bien que la préservation de capital représente une stratégie d'investissement dont le but premier est de prévenir les pertes de valeur du portefeuille, ce type de placement ne s'applique pas seulement qu'aux retraités ou aux personnes qui s'apprêtent à prendre leur retraite, puisqu'ils ne disposent pas de moyen pour récupérer advenant une perte de la valeur réelle du portefeuille. Ce type de placement correspond aussi aux premiers pas. Même si vous n'êtes pas prêts de prendre votre retraite, une perte en capital relativement importante pourrait venir hypothéquer plusieurs années d'efforts tout simplement pour contrebalancer votre témérité.

En général, la préservation de capital comprend des investissements dans des titres plutôt sûrs comme c'est toujours le cas pour les obligations gouvernementales et les certificats de dépôts à terme. L'inconvénient de cette stratégie est qu'à court terme, on semble couvrir l'inflation, mais à plus long terme on vient gruger petit à petit la valeur réelle du portefeuille. La stratégie revient donc à ajouter un minimum de placements un peu plus agressifs afin de compenser cette éventuelle perte de valeur.

C'est la même chose en santé. D'une part, si vous vous lancez à fond, vous pourriez vous faire plus de tort que de bien. D'autre part, il faut toutefois s'assurer que l'on améliore sa santé et non pas seulement que l'on entretient un niveau de santé plus ou moins acceptable, mais qui à plus long terme gagnerait fortement à s'améliorer. Comme en placement de préservation de capital, c'est le résultat à long terme qui compte. Ainsi, il nous faut prévenir les risques du ralentissement des activités physiques en vieillissant, alors que notre corps commence à montrer des signes de dégradation. Il nous faut alors compenser par une dépense calorique neutre ou positive et un maintien minimal d'activités physiques de faible intensité.

À l'opposé, une stratégie de placement de croissance vise principalement une appréciation du capital. Un portefeuille de croissance est composé essentiellement de titres de compagnies dont les profits devraient continuer de croître à un niveau supérieur à la moyenne de leur industrie. Ainsi, la valeur des actions devraient s'accroître de façon constante. Cette approche peut contenir une stratégie basée sur la valeur des actions, le *value strategy*, c'est-à-dire investir dans des actions qui sont sous-évaluées par le marché par rapport à la valeur fondamentale à long terme de la compagnie. Principalement, on parle ici d'actions dont la valeur boursière est en dessous de la valeur aux livres ou que le ratio cours-bénéfice est sous la moyenne de l'industrie. Warren Buffet a toujours dit que les stratégies de placement de croissance ou celles de valeurs permettaient d'avancer dans la même direction puisqu'elles étaient reliées par les hanches.

Pour se lancer dans ce type de placement, il faut évidemment que son rapport au risque soit bien évalué et que son taux de tolérance soit assez élevé. Il faut être en mesure de pouvoir régénérer le capital en cas de perte substantielle sans affecter son potentiel de rendement à long terme.

Ici, le parallèle avec la gestion de sa santé est relativement facile à établir. Il s'agit de suivre un plan de match plutôt modéré où le ratio apport/dépense calorique vous permettra de perdre l'équivalent d'une livre par semaine, soit une dépense d'au moins 3 500 calories. Parallèlement, votre niveau d'activité physique sera d'une intensité moyenne à raison de trois fois semaine, ce qui vous permettra de gagner près une livre par deux ou trois semaines environ. Ainsi, vous maintiendrez votre MB à son niveau initial et ne devriez pas le ralentir outre mesure. Votre métamorphose sera donc constante, et encore plus important, ne provoquera pas un bouleversement trop grand au sein de votre organisme. Comme dans la stratégie de croissance, on recherche un rendement sans pour autant tout risquer ce que l'on possède.

Cependant, si vous êtes du type plutôt sédentaire, vous devez choisir un modèle qui correspond à un niveau d'activité relativement faible, du moins pour commencer, question de conserver votre motivation tout au long de la recherche de votre nouvel équilibre. En effet, si vous êtes sédentaires et décidez que votre objectif est de monter le Kilimanjaro, vous risquez d'abandonner dès que des efforts beaucoup plus soutenus seront exigés. Comme en placement, si on veut accroître son rendement, il faut aussi prendre en considération que l'on doit donner une chance à votre taux de tolérance de s'adapter, lentement mais sûrement. Même chose pour votre MB, il faut lui donner la chance de remplir sa tâche au fur et à mesure que l'on réajuste son apport calorique versus sa dépense calorique.

Bien entendu, il existe des stratégies d'investissement beaucoup plus agressives, et elles ne trouvent pas nécessairement d'équivalent du côté de la gestion du patrimoine santé. En effet, avec ce type de placement, il ne fait aucun doute ici que le but visé est le rendement maximal. En fait, on cherche à générer un retour sur investissement qui sera supérieur à celui de l'industrie, voire du marché financier en général. La stratégie repose donc sur une croissance marquée de la valeur du placement. Le portefeuille de croissance agressive est surtout composé d'actions, d'options, de *futures* dans des industries en forte croissance. Le taux de tolérance de l'investisseur devra lui aussi être d'un naturel très élevé.

Il n'y a évidemment pas de comparatif avec ce type d'investissement dans le domaine de la santé. De toute ma vie, je n'ai jamais vu un seul plan de match agressif qui pourrait vous remettre à l'équilibre en un rien de temps. En matière de santé, il faut de la patience, alors le seul facteur contraignant est votre espérance vie, d'où le vieil adage... vous avez toute la vie devant vous.

La valeur réelle de la motivation
Pour comprendre la valeur intrinsèque de la motivation, il faut d'abord savoir que ce n'est pas seulement le fait qu'un objectif quelconque soit fixé dans le temps, aussi valable soit-il, qui viendra vous donner la tape dans le dos dont vous aurez assurément besoin pour inclure un programme santé dans votre agenda au quotidien.

Au gym, j'ai déjà entendu un individu demander à un collègue s'il y avait des jours où il n'était pas motivé à venir s'entraîner. L'autre de lui répondre, que ça lui arrivait à tous les jours et pendant qu'il était au gym, il pensait à tout ce qu'il aurait pu faire s'il avait été ailleurs. À mon avis, c'est de la torture pure et simple. La gestion de sa santé ne doit pas être perçue comme une obligation, mais plutôt comme une activité cruciale, la pierre angulaire qui nous donnera la possibilité d'ouvrir grand les portes à toutes les autres choses que nous voulons accomplir dans notre vie. C'est le point de départ de tout ce que nous sommes. Alors, si vous le faites à reculons, vous devriez, en toute honnêteté, vous poser de sérieuses questions sur tous vos autres faits et gestes jusqu'à présent.

Ce jugement peut sembler sévère, d'emblée je vous l'accorde. Au fond, je ne crois pas que nous ayons oublié l'importance de notre santé dans notre vie. En fait, je crois plutôt que nous l'avons prise tout simplement pour acquise, comme si inconsciemment nous attendions qu'elle nous fasse signe afin de nous rendre compte que nous devons nous en occuper. C'est de là que l'on part de zéro et que ça prend un haut degré de motivation pour ne pas lâcher pendant le parcours.

Cependant, il faut d'abord et avant tout comprendre que la motivation a besoin d'être régénérée de façon constante, voire à tous les jours. On parle pratiquement ici de la capacité auto-génératrice de chaque individu à conserver son degré de motivation à un certain niveau, du moins suffisant pour ne pas abandonner en cours de route. On doit donc non seulement élaborer un objectif motivant au départ, mais on doit aussi arriver à le décortiquer en une série de petites victoires à réaliser au fur et à mesure que l'on progresse tout au long de notre parcours santé.

Les facteurs critiques de succès sont d'abord intrinsèques, comme la sensation que procure la satisfaction que l'on ressent à la pratique d'une activité physique, le *Feel it*. Ce sont aussi les connaissances que l'on acquiert, la maîtrise de nouvelles techniques ainsi que la progression que l'on réalise qui sont des facteurs qui viennent soutenir notre degré de motivation à un haut niveau.

Les facteurs extrinsèques correspondent plutôt à un engagement non pas pour l'activité en elle-même, mais pour les retombées qu'elle entraîne. Il s'agit ici des récompenses, que ce soit une médaille que vous accrocherez avec fierté sur votre mur, ou l'approbation sociale, la reconnaissance de l'accomplissement, et même la compétitivité, ces facteurs de motivation font partie de votre arsenal pour atteindre vos objectifs.

De toute évidence, les facteurs intrinsèques sont plus stables, et surtout plus durables que les facteurs extrinsèques. Le plus important est qu'il faille avoir plusieurs sources de motivation pour qu'elles puissent en quelque sorte se relayer afin de soutenir votre persévérance, tout en gardant la priorité ultime que le plaisir de l'activité est au centre de la motivation intrinsèque.

Par exemple, si vous avez décidé de courir un demi-marathon, vous verrez que lorsque vous aurez réussi votre premier entraînement de 10 km, l'effet sur votre moral sera tout aussi gratifiant que la réalisation de l'objectif ultime en lui-même. Ce sera en quelque sorte une première matérialisation du *See it, Feel it,* et lorsque le grand jour arrivera, ce sera le *Live it* tant mérité. En somme, la préparation de votre demi-marathon devrait être, tout au long du processus, captivante et motivante. La préparation fait partie intégrante de l'objectif, et le plan de match, comme on le verra au prochain chapitre, devient alors le générateur qui vous aidera à maintenir votre degré de motivation et viendra s'intégrer parfaitement dans votre style de vie.

Contrairement à la gestion financière, en matière de santé ce sont les petites victoires qui procurent les plus grandes satisfactions. Bien souvent l'objectif de départ, lorsque réalisé, aura servi de prétexte seulement pour le maintien constant de la motivation, qui elle est la vraie source de satisfaction. Lorsque vous aurez complété votre premier demi-marathon, il y a très fort à parier que vous ne voudrez pas abandonner votre entraînement, puisque le gros de votre motivation vient de cette partie du processus. Aucun doute que c'est une autre course qui deviendra votre prochain objectif, un prétexte pour ne pas mettre fin à l'entraînement tout simplement.

Somme toute, le parcours santé revient à atteindre un premier objectif pour pouvoir en fixer un suivant par la suite. C'est là que ça devient ni plus ni moins une drogue. Il est donc important que le premier objectif santé soit à la fois demandant tout en étant réalisable. Comme je l'ai déjà mentionné, c'est l'équivalent de la première marche tout en haut de l'escalier, il ne faut pas la rater. Ainsi, il est impératif de fixer un premier objectif selon une méthode assez connue du monde des affaires, le SMART, soit pour *Spécifique, Mesurable, Atteignable, Réaliste* et fixer selon une échelle bien déterminée dans le *Temps*.

Parmi les éléments à prendre en considération pour garder sa motivation c'est d'abord d'établir un objectif clair avec plusieurs façons de l'atteindre. Il faut varier les activités, ne pas s'en tenir toujours à la même routine et ainsi permettre à la monotonie de s'installer. Comme il s'agit d'un projet personnel, c'est un besoin fondamental de se sentir le seul responsable de ses performances. Vous êtes le maître de la situation et vous vous devez de vous approprier vos réussites. Tenez un carnet d'entraînement et mesurez vos résultats par rapport à votre progression personnelle. Aussi, une façon simple de diversifier ses activités est de participer avec d'autres. Il est beaucoup plus motivant de participer à un club de coureurs, avec des gens qui partagent le même but que vous et qui sont tout aussi motivés. En plus, le fait de s'intéresser à l'activité en général vous permettra de vous imprégner pleinement de cette nouvelle réalité et d'y découvrir tout un nouveau monde. Vous voulez faire du vélo, alors découvrez comment fonctionne réellement le Tour de France. Ce que vous y apprendrez viendra tôt ou tard vous servir directement dans l'exercice de votre activité.

Par-dessus tout, il vous faut créer de nouvelles habitudes en provoquant de nouveaux *cues* qui enverront une signal positif à votre cerveau et qui se transformera en un réel plaisir à faire l'activité. Ces nouvelles habitudes vous permettront de visualiser en permanence les étapes qui vous mèneront au succès.

Les mauvaises tentations
Du côté de l'alimentation, il est beaucoup plus question de prévention que de motivation. En fait, il faut en quelque sorte se prémunir contre le déclenchement automatique de mauvaises habitudes alimentaires, et ainsi toujours garder le cap sur le nouvel équilibre que nous souhaitons atteindre. Lorsque l'on prend le temps de prendre un bon repas bien équilibré, il est plus facile de maintenir toutes ses bonnes habitudes alimentaires, nouvelles ou pas.

Toutefois, il peut être frustrant de dévier de sa route lorsqu'une situation émotionnelle vient bousiller temporairement son plan de match. Il est donc primordial de pouvoir faire face à ces situations afin de les éviter.

Il existe quelques trucs qui nous permettent d'affronter les mauvaises tentations lorsque celles-ci se manifestent. Il s'agit de repérer le déclencheur, noter son état psychologique à ce moment précis, trouver une alternative non-alimentaire, régler la situation et continuer son parcours.

En fait, il faut comprendre que l'appétit s'ouvre au fur et à mesure que la journée avance. Les fringales sont plus souvent soudaines. Du coup, on réalise que l'on meurt de faim et on saute sur la première occasion pour calmer ce sentiment de quasi-détresse. Or, il est important de repérer ce qui a pu déclencher cette faim soudaine. Est-ce à la suite d'une réunion stressante, un chambardement imprévu dans votre horaire, une mauvaise nouvelle ? C'est à vous de voir.

Pour clairement tracer la ligne entre l'appétit normal et l'appétit soudain, le *craving*, il faut noter la sensation qui vous habite lorsque cette situation arrive. Êtes-vous contrarié ou pas ? Votre coeur est-il à son rythme normal ou en pleine accélération ? Êtes-vous tendus, agités, nerveux ? Cette sensation peut vous aider à identifier si vous avez vraiment faim ou si vous vous dirigez tout droit vers une bouchée d'émotion.

Lorsque vous réalisez que cet appétit soudain est plus émotionnel que réel, il ne faut pas tout simplement l'ignorer. Qui plus est, il est essentiel de le compenser. Ce besoin, tout comme les autres, doit être satisfait, mais ce n'est pas du côté alimentaire que se trouvera la solution. Sortez prendre un marche, changez d'ambiance et vous verrez que ce faux sentiment de faim disparaîtra aussi vite qu'il est arrivé.

Bien que vous ayez réussi à compenser cette situation, il est aussi primordial de voir aussi à ce qu'elle ne se reproduise plus, que ce genre situation ne devienne pas récurrente. En fait, il vous suffit d'empêcher, dans la mesure du possible, l'élément déclencheur de s'activer et mettre votre cerveau sur le pilote automatique vous dirigeant tout droit sur la fringale la plus proche.

Par-dessus tout, il ne faut surtout pas oublier que nous sommes des humains et que ce genre de situation prouve, hors de tout doute, que nous ne sommes pas infaillibles. C'est ce que j'appelle mon « principe du nid poule ». Qu'il y en ait ou pas, vous devez aller de l'avant. Alors, si vous n'avez pu l'éviter, le plus important est de continuer votre route et d'être plus attentif pour éviter le prochain, car lui aussi, il ne sera certainement pas indiqué sur votre plan de match.

HUIT

LE BUT

Équilibre financier et santé à long terme

Le but ultime, tant en gestion de patrimoine financier que santé, est d'atteindre un équilibre parfait qui ne demande que de petits ajustements tout au long du parcours; l'approche du funambule, rien de moins. Une fois que l'on a atteint cet équilibre, soit le niveau d'investissement qui génère un rendement suffisant pour couvrir tous ses besoins, la tranquillité d'esprit s'installe, il ne reste plus qu'à profiter de ses acquis.

Du point de vue de la santé, l'équilibre est atteint lorsque l'on affiche un poids santé, que l'on exerce une activité tous les jours, et que les repas que l'on ingère sont sains et équilibrés. Par-dessus tout, il faut surtout que ça reflète bien notre style de vie au quotidien, que ça fasse partie intégrante de notre mode opératoire, bref que tout ça ne demande aucun effort. En prime, on profitera alors d'une bonne dose d'énergie qui nous permettra de nous réaliser pleinement dans toutes les activités que nous souhaitons entreprendre.

À première vue, ça peut sembler vivre dans un monde idéal, voire même irréaliste, alors que pourtant bien des gens, les athlètes corporatifs par exemple, atteignent cet équilibre, et surtout savent le maintenir. En fait, tout leur succès repose sur cette quête de l'équilibre constant dans tout, vraiment tout. En placement, ils recherchent d'abord une composition parfaite de leur portefeuille, de sorte que leur seuil de tolérance n'est pas constamment sollicité et mis à l'épreuve. Aussi, une fois l'équilibre établi, ils tentent de tirer le rendement vers le haut sans pour autant compromettre tout ce qu'ils ont mis tant de temps à bâtir, mais plutôt voir à l'appréciation graduelle de tous leurs avoirs et la croissance constante des rendements qu'ils génèrent au fil du temps.

C'est un peu la même chose du côté de la santé. Il faut dès le départ viser une intégration simple et progressive d'activités physiques, ainsi qu'une meilleure alimentation qui, ensemble, donneront des résultats peut-être modestes mais assurément constants. En fait, votre corps est déjà l'équilibre lorsque vous décidez de devenir un athlète corporatif. Il suffit donc simplement de modifier cet équilibre pour en améliorer tout le rendement. Bougez plus, mangez mieux, voilà les deux principaux éléments sur lesquels il vous faut travailler, comme vous l'aviez deviné sans aucun doute. Tout comme pour vos placements qui génèrent du rendement à chaque jour, il en est de même pour votre santé. Je le répète, et j'insiste même, je ne crois pas que les activités sporadiques ou les diètes de temps en temps permettent d'établir, voire même maintenir un tant soit peu, un équilibre santé. C'est la constance qui est la véritable clé de la solution et rien d'autre. Il faut donc préalablement avoir la parfaite mainmise sur une bonne partie de sa disponibilité à exercer une activité physique à tous les jours et une bonne connaissance de toutes ses habitudes alimentaires.

Prendre le contrôle

Bien que ça puisse paraître simpliste, il faut de prime abord que vous puissiez prendre le contrôle de votre propre environnement. La volonté à elle seule n'est pas le centre contrôle qui vous permettra de vous prendre en main, mais seulement le contrôle de vos impulsions. Si vous avez des alternatives pour chacune de vos impulsions, alors la volonté ne sera jamais appelée en renfort et vous pourrez toujours corriger le tir au besoin.

Le manque de temps et les excuses alimentaires ne sont pas ce qui fait défaut lorsque l'on parle de déséquilibre santé. Pourtant, ce sont bien là deux éléments dont nous avons pleinement le contrôle. À moins que vous ne soyez en prison, personne ne vous oblige, à part vous-même bien entendu, à utiliser votre temps de telle ou telle manière. Aussi, à moins que vous ne soyez au beau milieu du désert sur le point de mourir, personne ne vous oblige à manger quoi que ce soit qui pourrait nuire à votre santé. Même en état de survie, vous mangeriez probablement mieux. Rappelezvous cet excellent film avec Tom Hanks, *Seul au monde (Cast Away)*, où il incarne ce gars un peu grassouillet de FedEx qui se retrouve malgré lui sur une île déserte. Premier impact physique, il atteint un équilibre santé parfait. En fait, il mange bien, et s'active tous les jours, voilà. Il va de soi que du côté mental, ce n'est pas ce qu'il y a de mieux, j'en conviens.

Évidemment, et fort heureusement d'ailleurs, nous ne vivons pas sur une île déserte au beau milieu du Pacifique. Nous sommes entourés de toutes sortes de tentations qui nous forcent à faire des choix. Ce petit gâteau industriel et chimique de la distributrice était-il vraiment tout ce qu'il y avait à se mettre sous la dent ? Vous auriez dû apporter une pomme, non ? Vous n'en aviez pas ? Alors, faites-en provision au marché public ce week-end et vous éliminerez facilement cette distributrice pour le reste de votre vie. Qui plus est, avant longtemps vous ne voudrez plus de cette petite gâterie chimique puisque vous serez habitués à mieux, à beaucoup mieux.

Aussi, comme je l'ai mentionné auparavant, le relevé de tout ce que vous mangez viendra certainement vous aider à équilibrer votre apport calorique dans une journée. Toutefois, pour prendre le plein contrôle de son alimentation, il faut avant tout bien analyser son environnement immédiat. Il faut trouver où se situent les pièges que l'on veut éviter. Le petit casse-croûte à l'américaine en face du bureau est bien tentant, et surtout très pratique lorsque l'on est pressé, pas vrai ? Vous disposez pourtant de deux éléments pour y faire face aisément. De un, prenez contrôle de votre temps pour ne pas manger à la sauvette. De deux, ayez une meilleure solution alimentaire sous la main. Le temps et les portions sont deux alliés sur lesquels vous devez compter en tout temps.

Des outils pour vous aider

C'est bien reconnu, nous avons tendance à sous-évaluer les calories que nous absorbons et surévaluer celles que nous dépensons. Toutefois, pour atteindre l'équilibre santé, il nous faut être beaucoup plus précis si l'on veut accumuler de petites victoires qui viendront nous faire avancer sur notre parcours santé.

Il existe maintenant de nombreux outils pour faire le monitoring de son temps et de son alimentation. En effet, on peut retrouver des centaines d'applications mobiles qui vous permettent d'enregistrer à peu près tout ce que vous désirez. Des *logs* pour la nourriture, l'emploi de votre temps ou vos périodes d'activités sont maintenant disponibles pour à peu près tous les types de téléphones intelligents, tablettes ou ordinateurs.

Vous voulez connaître, en terme de calories ou protéines, la nourriture que vous ingurgitez dans une journée ? Il existe des applications faciles à utiliser pour entrer ces données, les compiler, les analyser et, plus important encore, pour se fixer des limites, et ainsi établir des objectifs à atteindre. Il suffit de vous rendre au *App Store* de votre portable et une simple recherche vous permettra de repérer plusieurs applications, la plupart étant même offerte gratuitement.

Imaginez un instant que vous pouvez aisément colliger toutes les informations relatives à votre apport calorique et toutes celles touchant votre dépense du même type. Vous auriez ainsi à n'apporter que des petits ajustements de façon constante pour atteindre vos objectifs sans pour autant bouleverser du coup toute votre vie au quotidien.

Évidemment, noter sur un bout de papier ou dans un petit carnet tout ce que nous mangeons, tout ce que nous faisons comme activité physique, chacun de nos déplacements, sans oublier l'intensité avec laquelle nous passons à travers la journée serait fastidieux à la longue. Ça pourrait même avoir pour effet de nous amener à abandonner dès les premiers jours.

Pour s'assurer qu'un changement soit durable, il faut que son intégration soit simple avant tout chose, soit sans trop changer notre routine. Rappe-lez-vous que la majeure partie du temps notre cerveau fonctionne sur le pilote automatique et il accepte mal les nouvelles commandes. Il suffit donc de lui glisser en douce nos nouvelles intentions pour lui faciliter la tâche autant que possible. Et comme la plupart d'entre nous avons des téléphones intelligents au creux de la main, voilà un outil qui pourrait nous rendre un fier service. En fait, si vous remarquez bien, les téléphones cellulaires, surtout chez les plus jeunes, servent à pleins de trucs et sont rarement utilisés pour de vrais appels téléphoniques. Oui, oui, le genre qui commence avec *Allô*...

Les informations essentielles
Il y a trois types de données qu'il faudrait enregistrer au quotidien : son apport calorique, l'utilisation de son temps et l'activité physique que l'on réalise. Évidemment, plus on pourra être précis pour chacune de ces données, plus il sera facile de modifier son parcours santé et atteindre ses objectifs. Par exemple, si on sait d'une façon relativement précise le nombre de calories que l'on absorbe versus celui que l'on dépense, alors on connaîtra exactement l'impact de nos nouvelles habitudes et on pourra ressentir dès lors l'effet des améliorations qu'elles apportent avec elles.

Pour ce qui est de l'apport calorique, la fondation LiveStrong offre une application à peu de frais pour colliger les calories de chaque aliment. En dépit de la grande déception provoquée par son fondateur, il n'en reste pas moins que cet organisme à but non lucratif cherche par tous les moyens à nous aider à être en pleine santé. L'application *MyPlate, Calorie Tracker*[11], vous aidera non seulement à mesurer quotidiennement votre apport calorique, mais elle vous fournira des indications précises sur la composition de chacun des aliments grâce à son immense base de données où les informations nutritionnelles, tels les gras, le sucre, les hydrates de carbone et le cholestérol sont enregistrées pour un peu plus de 1,3 million d'aliments. Cette *App* vous permettra aussi d'obtenir votre dépense calorique dans un peu plus de 2 000 activités physiques. De plus, vous pourrez faire partie d'une importante communauté virtuelle qui viendra soutenir votre motivation lorsque vous en aurez besoin.

Du côté de l'activité physique, le *Nike+ Fuel-Band SE*[12] est le tout dernier cri en matière de mesure d'activités de toutes sortes. Ce petit bracelet, au look plutôt cool et très branché, vous permettra d'enregistrer tous les mouvements de votre corps dès que vous mettrez le pied sur le plancher le matin jusqu'au moment de vous remettre au lit la

---

[11] http://www.livestrong.com/calorie-counter-mobile/

[12] http://store.apple.com/ca/product/HE384VC/A/nike-fuelband-se-small?fnode=4a

journée finie, et ce peu importe votre âge ou votre poids. C'est une toute nouvelle façon simple, intelligente et amusante de devenir plus actif, puisque non seulement ce bidule enregistre tous vos moindres mouvements, mais il note aussi l'intensité avec laquelle vous les effectuez. Il peut même vous aviser sur une base régulière de bouger un peu plus compte tenu de vos objectifs, exactement la petite tape dans le dos dont nous avons tous besoin à moment ou un autre pour garder la motivation. Et il y a plus encore.

En effet, le *FuelBand SE* vous permettra, lui aussi, de vous relier à une communauté virtuelle où vous pourrez participer à plusieurs événements en temps réel et ainsi être en mesure de comparer votre progression avec des amis ou des groupes Nike+. Doté de la technologie Bluetooth 4.0, ce bracelet est branché en permanence avec votre iPhone pour ainsi y enregistrer toutes vos activités et vous transmettre un *feedback* rapidement. En joignant des groupes virtuels Nike+, vous pourrez vous aussi contribuer à l'effort collectif pour atteindre l'objectif global du groupe et célébrer votre réussite de plusieurs façons virtuelles.

Évidemment, lorsque l'on pense aux activités physiques, on ne songe pas uniquement aux exercices pratiqués dans un gym. Il y a aussi bon nombre d'activités qui demandent des déplacements, tels jogging, vélo, marche en montagne et randonnée pédestre, pour ne nommer que celles-là. Encore une fois ici, le *Forerunner de Garmin*[13] est un autre bon exemple où la technologie vient non seulement nous prêter main forte, mais nous encourage à aller plus loin, à se dépasser, à fournir l'effort supplémentaire qui viendra faire toute la différence dans notre dose d'énergie. Il s'agit d'une montre qui vous permet d'enregistrer chacun des paramètres de votre jogging quotidien, si vous avez choisi cette activité par exemple. Jumelé avec un portable ou téléphone intelligent, le *Forerunner* vous permet de mesurer non seulement la course, mais aussi la cadence, l'oscillation verticale du corps, le rythme cardiaque, le nombre de calories dépensées, même enregistrer votre VO2max et vous indiquer ce que vous pouvez réaliser en temps réel, et ce, en tenant compte de votre condition actuelle.

Le *Forerunner* vous permet aussi de vous inscrire à des courses virtuelles, et ce, peu importe l'endroit où vous êtes sur la planète. Votre position sera enregistrée précisément et on pourra suivre votre progression. Aussi, tout considéré, la course est peut-être un effort individuel, mais les êtres humains sont foncièrement des êtres à caractère social et il est important, et surtout des plus motivants, de partager ses progrès avec une communauté où tous et chacun poursuivent les mêmes buts. Le *Forerunner,* tout comme le Nike+ *Fuel-*

---

[13] http://sites.garmin.com/forerunnerCoach/

Band SE, vous permettront de trouver des partenaires virtuels avec qui vous pourrez vous entraîner, vous offrant ainsi une source de motivation constamment renouvelée.

Networking santé

Il existe également de nombreux réseaux sociaux spécialisés qui vous permettront d'obtenir le support nécessaire pour réussir votre parcours santé. Une fois ses données en main, il devient intéressant d'avoir, à portée de la main, des alternatives, des pense-bêtes, pour nous aider à réussir et surtout pour parer aux imprévus. Il nous faut une sorte de tableau où l'on peut épingler ou afficher des solutions de rechange, de nouvelles idées, de nouveaux conseils que nous voulons bien suivre, un genre de portrait global de la situation. Bien que je ne sois pas un fanatique des réseaux sociaux, j'avoue que je perçois une certaine utilité avec les fonctions du site web *Pinterest.com*. Il s'agit en fait d'un tableau virtuel où l'on peut épingler les choses auxquelles nous pourrions recourir au besoin, suivre d'autres tableaux de gens qui ont les mêmes intérêts que nous et partager certains trucs et astuces qui rendent la recherche de l'équilibre santé beaucoup plus invitante. Pour ma part, j'y ai trouvé des entraînements fort intéressants, des recettes santé simples et pratiques, en plus de nouvelles idées d'activités de toutes sortes auxquelles je n'aurais jamais pensé.

Connaître son environnement

Bien connaître ce qui nous entoure, ce qui nous conditionne, nous permet non seulement de prendre le plein contrôle de notre condition physique, mais aussi de laisser de la place à l'imprévu. Il ne faut pas se le cacher, la vie est remplie de surprises, et assurément c'est ce qui la rend si captivante. Ainsi, lorsque l'on contrôle bien son environnement, il nous est plus facile d'absorber un imprévu puisque nous savons comment nous pourrons récupérer la situation et continuer notre parcours. Trop de gens se laissent engloutir sous une montagne de tâches à accomplir et tentent de récupérer soit en prenant un lunch rapide, en annulant une activité physique, voire même en coupant sur les heures de repos. C'est un piège qu'il faut éviter car les conséquences sont désastreuses, et pas seulement sur le plan de la santé physique.

Le contrôle du temps est le facteur critique de succès pour atteindre un équilibre santé. C'est ce qui vous permettra d'exercer une activité physique, et évidemment de prendre le temps qu'il faut pour bien manger et, plus important encore, pour vous reposer.

Devenez camionneur

C'est bien connu, il fut un temps où les camionneurs étaient souvent des personnes plus ou moins en forme qui travaillaient de trop longues périodes de temps, et trop souvent de façon plus ou moins efficace. Il n'était pas rare de voir des semi-remorques revenir, même à partir de longue distance, sans la moindre parcelle de chargement. Les chauffeurs conduisaient pendant de longues heures, et bien souvent au péril de leur propre sécurité et de celle des usagers de la route.

Il faut dire que l'industrie du transport a bien évolué depuis. Aujourd'hui, les équipements sont optimisés pour une utilisation maximale du chargement, sous-entendu qu'ils sont devenus les entrepôts mobiles des entreprises qui visent un minimum de rotation des inventaires. Aussi, avec l'approche du « *Just-in-Time* », les transporteurs travaillent sur des horaires rodés au quart de tour pour assurer les livraisons de leurs clients, même celles à partir de petits lots, et ce, en temps voulu et à l'endroit voulu.

Les camionneurs, la vraie pierre angulaire de cette industrie en pleine effervescence, ne sont pas en reste non plus. Ils doivent avoir un sens inné de l'organisation, et plus que tout, de la gestion de leur temps. Leur emploi du temps est bien rempli et ils ont à compléter une fiche journalière où est consigné à peu près tout ce qu'ils ont fait au cours des dernières 24 heures, temps de repos inclus. En fait, ils doivent enregistrer le temps de conduite, le temps de travail autre que la conduite, le temps de repos, même celui passé en dehors du véhicule. Par-dessus tout, le plus important est qu'ils doivent respecter les heures limites pour chaque activité, loi oblige. Les véhicules sont maintenant munis d'une boîte noire, tout comme en aviation, qui les empêche de tricher leur fiche journalière, ou bien grand malheur à celui qui se fera prendre.

Toutefois, ce qu'il y a d'intéressant dans cette approche, c'est principalement la règle de la répartition du temps. Au Canada, le temps maximal de travail est de quatorze heures, incluant le temps limite de conduite qui est de treize heures et qui doit être entrecoupé d'au moins deux heures de repos. Le temps de repos continu obligatoire est de huit heures avant d'entreprendre une journée de travail. Ainsi, lorsque le camionneur commence sa journée, il sait pertinemment qu'elle finira obligatoirement seize heures plus tard, qu'il le veuille ou non. Il ne pourra plus conduire ou travailler au-delà de cette période, c'est la loi, point à la ligne. Il devra se reposer.

Cette situation me fait penser à mon ami de New York qui s'obligeait à s'arrêter dès dix-huit heures. Que l'on soit avocat, architecte, ingénieur, entrepreneur ou autres, partout où l'on enregistre une feuille de temps, plus souvent pour la facturation que pour tout autre chose, c'est bien connu on ne compte pas toutes ses heures passées au bureau, et c'est là tout le problème.

Savoir à l'avance où s'arrêtera la journée dès que l'on débute, est, à mon avis, la clé du premier but à atteindre sur le plan santé, soit la gestion de son temps, et ce, de tout son temps et non pas seulement celui où l'on se retrouve au bureau. Tout comme pour le camionneur, qui sait déjà en commençant sa journée à quelle heure il sera en repos, on pourra donc planifier tous ses activités en conséquence. En effet, les routiers d'aujourd'hui ne sont plus à l'image de ces gaillards qui mangent des assiettes d'ogre et passent la journée assis à tenter de digérer le tout en transportant 80 000 lbs de bobettes à pois. Ils restent peut-être de ces dinosaures, mais il n'est pas rare aujourd'hui de rencontrer des camionneurs qui savent fort bien gérer leur temps de façon à se retrouver au bon endroit au bon moment, soit pour effectuer une livraison à l'heure promise, ou pour prendre un temps de repos dans une aire de service où il y a dorénavant beaucoup plus que de la restauration rapide.

La nouvelle génération de camionneurs est à l'image d'une personne en forme, qui s'alimente bien et qui gère bien son temps. Souvent, les arrêts routiers sont munis de petits centres de conditionnement physique (*Planet Fitness aux USA*), et les camionneurs disposent d'une aire de repos à l'arrière du véhicule où on retrouve des petits électroménagers, tels un micro-onde, un frigo, et aussi des fauteuils confortables, un lit standard qui permet de fort bien récupérer de la journée. Ainsi, ces routiers prennent tout le temps de bien manger, de s'entraîner, et surtout de se reposer. Leurs repas sont planifiés à l'avance, l'entraînement est accessible en tout temps et la période de repos est imposée. Vraiment, que demander de mieux ?

Pourquoi ne pourrions-nous pas en faire tout autant ? Je ne vois pas comment on ne pourrait pas. Qui plus est, je suis persuadé que le point de départ est de connaître l'heure à laquelle la journée devra finir, que l'on soit prêt ou pas. Savoir où se situe l'étape finale avant même de commencer est certainement le but à atteindre pour bien s'organiser. C'est un peu comme le représentant par excellence qui se demande toujours de quelle façon il va *closer* sa vente dès le moment où il serre la main de son prospect en lui disant : *Enchanté de vous connaître mon cher Monsieur !*

PARTIE 3

PLAN DE MATCH
Une vie à construire

« Nous sommes ce que nous faisons à répétition. L'excellence n'est pas un acte mais une simple question d'habitude.»

- Aristote

NEUF

LA LIGNE DES BUTS
Un parcours tracé à l'avance

On a, et il va sans dire, on aura toujours l'impression que dès l'on voit enfin la ligne d'arrivée, le parcours nous paraît soudainement moins ardu. Il n'en reste pas moins que les derniers mètres sont peut-être difficiles, mais la satisfaction de l'accomplissement l'emporte facilement sur toutes les autres émotions, et c'est là que vous atteignez la cible en pleine béatitude. Vous n'avez qu'à observer ce sourire immense sur le visage de tous ces marathoniens au fil d'arrivée ou même tous ces gens complètement fous qui s'adonnent au triathlon. Aucun doute, ils ont de quoi être heureux, et je les admire tous, même les plus fous d'entre eux.

Lorsque l'on veut préparer un plan de match gagnant, il faut d'abord et avant tout visualiser où se situe la ligne des buts. Aussi, vous remarquerez qu'au football, le terrain est ligné à toutes les dix verges, et c'est l'atteinte de petits objectifs à répétition, quatre essais pour dix verges, qui permet d'avancer jusqu'à la ligne des buts. Ainsi, toute l'équipe progresse en atteignant des sous-objectifs, le but ultime étant d'amener un seul d'entre eux jusqu'à la zone de points. C'est donc tout une équipe qui poursuit un but commun, passer le ballon outre la ligne de touché.

J'ai déjà soulevé bon nombre d'exemples dans ce livre où l'on sait d'avance où se situe le prochain but à atteindre. Finir sa journée de travail à dix-huit heures, pas une minute de plus, ou savoir exactement quand sa période de repos commencera, sont en fait des exemples d'objectifs à atteindre à répétition afin d'éventuellement bénéficier de leurs bienfaits à plus long terme.

En santé comme en planification financière, il faut savoir avec précision ce que l'on veut atteindre, et plus important encore, comment on peut fractionner ce but ultime en de petits objectifs atteignables parce qu'ils demanderont peu en terme d'ajustement au fur et à mesure de notre progression. Même les investisseurs dans des titres de croissance s'assurent de pouvoir suivre sur une base continue l'évolution de leurs placements et n'attendent certainement pas à la fin de l'année pour savoir si dans l'ensemble leur portefeuille a donné son plein rendement ou pas. Ils ont fixé des petites objectifs intermédiaires leur permettant de décider de continuer ou pas en temps et lieu.

La stratégie pour mettre de l'avant un bon plan de match repose indéniablement sur une connaissance parfaite du but à atteindre, et encore plus, sur la façon de l'atteindre. Comme je l'ai mentionné, il ne suffit pas de croire au succès pour que ça arrive, il faut visualiser toutes les étapes qui vous y mèneront.

En planification financière, vous avez d'abord déterminé un taux de rendement minimal, évalué votre rapport au risque et choisi le type de placement qui vous convient. Vous avez établi comment sera fait le suivi, et vous êtes prêts à y consacrer le temps et les ressources pour y arriver. Aussi, vous vous êtes entourés d'une bonne équipe, vous connaissez bien le rôle de chacun. Ainsi, comme nul d'entre nous ne peut prédire le futur avec certitude, vous avez tous les atouts en main pour ajuster votre plan de match à n'importe quel moment. Dans votre équipe, je suis votre quart-arrière et je m'assure de suivre vos directives, et ce, tout en partageant ma connaissance du terrain, pour avancer quelle que soit l'évolution du marché.

Il n'y a pas une trop grande différence avec la gestion de votre patrimoine santé. Encore ici, je vous sers de quart arrière pour vous aider à progresser et vous amener à compter sur une équipe qui ne demande pas mieux que de vous voir passer la ligne des buts.

Ici, le plan de match est encore plus facile à déterminer et, étonnamment, à réaliser. Contrairement aux différents marchés financiers qui sont constamment tributaires d'une foule d'éléments hors de notre contrôle, tels les taux d'intérêts, les récessions, les fluctuations de marché et autres, sur le plan santé vous êtes le seul responsable, et surtout le seul capable de contrôler la grande majorité des événements qui font partie de votre vie de tous les jours. Bref, à titre de votre quart-arrière, mon but est de vous remettre le ballon le plus souvent possible, car seul vous possédez tout ce qu'il faut pour gagner du terrain.

En effet, tout au long des pages précédentes de cet ouvrage, je vous ai présenté des outils, des idées, des astuces pour bien préparer votre plan de match. Vous savez, et vous le saviez probablement déjà, que votre apport calorique doit être en parfait équilibre avec la dépense. Vous connaissez aussi les principaux ratios qui vous permettront de garder le cap sur l'objectif santé et vous avez même choisi un modèle par lequel vous pouvez déjà entrevoir la ligne des buts.

Travailler en équipe
Il y a certes quelques athlètes corporatifs qui ont réussi sans aide sur le plan santé, mais je dois reconnaître que c'est un fait plutôt rare. Pour ma part, je n'en connais pas. C'est comme les extraterrestres; j'en ai souvent entendu parler, mais je n'en ai jamais vus, du moins je crois.

Somme toute, pour se réaliser pleinement et surtout pour s'assurer que l'on atteindra le fil d'arrivée, il faut compter sur une aide extérieure qui ne demande pas mieux que de nous voir réussir. Même les marathoniens, eux qui nous donnent souvent la nette impression qu'ils pratiquent leur sport de façon très individuelle, le font bien souvent en groupe, dans des clubs de coureurs ou avec des partenaires d'entraînement. D'ailleurs, ils sont des dizaines de milliers à la ligne de départ, et je crois que pour eux, le simple fait de se retrouver là avec tous ces gens qui partagent cette même passion est déjà une victoire en soi. C'est pour ça que la plupart complètent l'épreuve, et avec le sourire en plus. Et ceux qui doivent abandonner en cours de route sont bien souvent ceux qui s'y étaient tout simplement mal préparés.

En gestion de patrimoine financier, notre but ultime est de vous amener au fil d'arrivée. Pour ce faire, nous sommes plusieurs pour mettre l'épaule à la roue, surtout lorsque nous savons que l'objectif est bien défini, atteignable, pertinent et surtout bien fixé dans le temps. On ne peut réaliser l'impossible, mais nous allons au-delà de nos limites pour vous offrir le maximum possible. Ainsi, pour l'investisseur qui a des attentes réalistes et qu'elles cadrent parfaitement avec sa personnalité, son environnement et son style de vie, nous avons beaucoup à lui offrir. Pour celui qui rêve de l'impossible, nous lui offrons un billet de loto. En gestion de la santé, il n'y a pas de miracle là non plus. Il faut, là aussi, avoir un but très spécifique. C'est pour cette raison qu'il vous faut travailler avec une équipe d'experts qui pourra vous aider à définir les étapes qui vous mèneront vers le succès. Si vous savez où vous voulez aller, nous saurons vous aider tout au long du parcours.

Toutefois, il y a moins de variables en gestion de santé qu'en gestion de portefeuille. À la base, il faut jouer sur deux tableaux; l'apport et la dépense caloriques. C'est aussi simple que le bilan financier où l'actif moins le passif permet d'établir l'avoir. Si vous devez perdre du poids, vous devrez avoir un apport calorique négatif, c'est la seule façon d'y arriver. Toujours pour demeurer dans la simplicité, il n'y a que deux méthodes à suivre, manger mieux et bouger plus, respectivement dans la règle de 80/20.

Ainsi, un professionnel de la nutrition vous aidera à établir ce déficit calorique. De plus, un professionnel de l'entraînement physique viendra vous aider à générer l'énergie nécessaire pour s'assurer que votre métabolisme de base en vienne à atteindre un nouvel équilibre calorique tout en douceur. Donc, le déficit calorique n'est pas en réalité une mesure temporaire, comme une diète par exemple, mais seulement un ajustement qui s'opère en même temps que votre corps gagne en énergie avec de l'entraînement régulier.

Une des plus grandes fausses perceptions en matière d'équilibre santé est que l'entraînement a un impact plus grand sur nos résultats que l'équilibre alimentaire. En effet, bien des gens croient que parce qu'ils s'entraînent sur une base régulière, ils peuvent se permettre des écarts à la table. Il n'y a rien de plus faux. Bien qu'il est vrai que l'entraînement est un brûleur de calories, ce n'est pas l'atout le plus efficace que ayez sous la main. Pour brûler l'équivalent d'un beignet au miel de chez Tim Horton il vous faudra marcher, d'un pas relativement rapide, au moins deux heures et demie. Bonne randonnée !

Même lorsqu'ils se pèsent, bien des gens croient que la raison pour laquelle ils n'enregistrent pas de perte de poids est en fait qu'ils en ont perdu en tissus adipeux et pris l'équivalent en masse musculaire. Encore une fois ici, c'est totalement faux, du moins en grande partie. Somme toute, tant et aussi longtemps que vous ne verrez pas un tant soit peu de vascularisation sur votre corps, c'est dans votre assiette que le gros de votre plan de match viendra prendre forme. Toutefois, lorsque vous verrez enfin cette petite veine sur votre bras, vous comprendrez alors que vous avez atteint un équilibre alimentaire et qu'il ne vous reste qu'à fournir de l'énergie nouvelle à tout votre corps pour qu'il vous amène là où vous voulez être, et ce, sans compromis.

Des objectifs qui valent la peine

Tout comme en gestion financière, il y a des approches concluantes dans la gestion du patrimoine santé pour nous aider à fixer des objectifs à la fois spécifiques, mesurables, atteignables, pertinents et fixés dans le temps. En gestion du patrimoine financier, vous devez avoir en main le portrait global de votre situation financière, soit de tous vos avoirs, bien connaître tous vos besoins financiers courants, et valider, ne serait-ce que par essai avec des placements fictifs, vos rapport au risque et seuil de tolérance. Plus important encore, vous devez évaluer votre capacité à faire face aux nombreux soubresauts du marché.

Dans le domaine de la gestion santé, vous devez avoir l'équivalent de ces informations. Règle générale, deux bonnes semaines suffisent pour relever toute l'information pertinente pour vous aider à déterminer de quoi aurait l'air une nouvelle version de vous-même. C'est d'abord d'un *update* de vous-même dont il est question ici et non une métamorphose complète où votre propre entourage ne vous reconnaîtrait même pas.

Au départ, vous avez en main toutes les données sur votre apport calorique au quotidien. Non seulement, vous savez maintenant ce que vous mangez, mieux encore, vous connaissez dans quel contexte chaque aliment absorbé a été effectué.

Ces données sont précieuses et elles permettront à votre nutritionniste, si vous choisissez de travail avec ce professionnel, de vous aider à apporter tous les correctifs nécessaires pour rééquilibrer votre apport calorique pour à peu près tous vos repas et collations.

De l'autre côté, vous connaissez maintenant votre dépense calorique. Vous pouvez établir ce que votre métabolisme de base consomme à chaque jour, et vous êtes en mesure d'estimer avec une assez bonne précision l'impact calorique de chaque mouvement que vous faites dans la plupart de vos activités professionnelles ainsi que pendant vos loisirs.

Par-dessus tout, vous vous êtes choisi un modèle, une figure qui vous inspire et vous motive en tous points. Vous avez pris soin de bien évaluer cette future image de vous-même sur le plan physique, et surtout sur le plan de la faisabilité. Rappelez-vous cet exemple avec Sidney Crosby. Nous aimerions tous lui ressembler, mais la barre risque d'être un peu haute, pas vrai ?

Le plus important est que vous ayez en main toutes les données de votre modèle, telles que son indice de masse corporelle, son pourcentage de matière grasse, son âge, sa taille, son poids et une estimation de sa dépense calorique journalière. En fait, tout votre plan de match reposera sur les écarts entre les données de votre modèle et les vôtres. Si vos estimations sont bonnes, l'aspect spécifique et mesurable de votre objectif sera validé et il ne restera qu'à en confirmer toute la pertinence et, bien entendu, en assurer la faisabilité.

Un fois que vous aurez déterminé avec certitude que c'est bien ce que vous voulez, que c'est ce qui vous convient le mieux et que vous vous sentez à la hauteur du défi, il ne vous reste qu'à le fixer dans le temps. Toutefois, la période pour atteindre cet équilibre ne doit pas être prise à la légère, bien au contraire. Je l'ai dit et je le répète, en santé il faut savoir prendre son temps, bien intégrer chaque nouveauté, harmoniser tout ce que l'on fait, pas à pas, et surtout par de petits pas.

C'est là que notre équipe d'experts peut vous prodiguer les plus judicieux conseils et certes vous transmettre leurs meilleurs trucs et astuces. On a souvent la fausse perception qu'il faut souffrir pour être en forme. C'est peut-être le cas pour les athlètes olympiques, bien que je doute qu'ils ne le perçoivent comme de la souffrance en tant que telle. Pour les athlètes corporatifs, c'est de l'auto-suffisance dont il est question ici, de la capacité à bien gérer chaque fait et geste en quête d'un nouvel équilibre santé. Il n'y a pas beaucoup de place pour de l'improvisation. C'est pourquoi les kinésiologues, nutritionnistes et professionnels de l'entraînement pourront vous aider à réaliser de petites victoires qui vous mèneront tout droit sur le parcours qui mène au succès.

En fait, ils vous aideront à déboulonner certaines idées préconçues que l'on a tous emmagasinées au fil du temps, et ce bien malgré nous. Tout comme en affaires, où le mythe de la poire coupée en deux semble, encore de nos jours, un bon compromis pour conclure une transaction. Tout compte fait, c'est complètement ironique. Si je désire acheter un truc pour lequel le vendeur me demande 20 $ et que je ne veux que payer 10 $, alors si nous concluons la transaction à 15 $, on aura tous les deux perdu 5 $. Ce n'est pas une transaction *win-win* comme dit. Toutefois, si le vendeur ajoute un élément qui n'a aucune valeur pour lui, mais en vaut au moins 10 $ pour moi, la transaction à 20 $ sera pleinement satisfaisante pour tous les deux. Ça, c'est un vrai *win-win* !

Les experts en gestion de la santé sont spécifiquement là pour vous aider à trouver ces valeurs équivalentes qui font qu'au lieu de vous priver à table ou de vous torturer au gym, elles vous offrent des solutions de rechange qui non seulement vous plairont, mais qui augmenteront votre motivation. Ainsi, vous serez en mesure de garder le cap sur votre objectif global sans pour autant avoir l'impression de fournir un effort colossal. Il y a une très grande différence entre faire une série de *push-ups* et une belle randonnée en montagne. Pourtant, les deux activités peuvent contribuer à la même dépense calorique. C'est la même chose du côté de la table. Un oeuf au plat avec bacon, deux rôties et un bon café peut sembler représenter un déjeuner idéal. Essayez le même oeuf, mais cette fois-ci poché sur un demi-avocat avec un peu de vinaigre balsamique, vous découvrirez rapidement qu'il y a des alternatives qui ne demandent qu'à obtenir leur permanence au sein de votre menu.

Le coaching

Une fois que l'on a notre plan de match en main, c'est-à-dire que l'on connaît parfaitement la valeur des écarts entre ce que nous sommes aujourd'hui et le modèle que nous avons choisi, et que des professionnels nous ont aidés à bien cibler ce que l'on doit faire ou ne pas faire pour progresser vers notre objectif, il ne reste plus qu'à nous assurer de la motivation nécessaire pour persévérer et se rendre jusqu'au bout du parcours.

La notion de coach, particulièrement celle de coach de vie, a une signification qui diffère grandement d'une personne à l'autre. Et bien qu'il existe au Québec une fédération professionnelle (FICQ) encadrant ceux qui veulent exercer dans cette voie, à peu près n'importe qui peut s'auto-proclamer coach de vie. Le coaching a migré depuis un certain temps des cercles sportifs et se retrouve maintenant dans pratiquement tous les domaines de la vie. À mon avis, cette prolifération récente suscite bien des inquiétudes, du moins elle mérite que l'on s'y arrête un instant.

Il faut savoir qu'un coach c'est d'abord et avant tout un philosophe, un vétéran, un gourou, un analyste, un dictateur, un défenseur acharné et bien d'autres qualificatifs que nous pourrions lui prêter. Bien souvent, c'est une personne qui sait mieux que d'autres ce dont vous êtes capables, même lorsque vous en doutez. Je crois qu'il n'y a pas de meilleure personne que vous-même pour bien vous épauler, mais pour vous pousser à aller de l'avant, une aide extérieure est souvent le petit détail qui vient faire toute la différence. Somme toute, en matière d'équilibre santé, il est bien plus question d'auto-motivation que de coaching, mais l'un ne va pas sans l'autre.

C'est dans cet esprit que j'ai introduit la notion de style de vie dans notre modèle d'affaires. Nous désirons apporter tout le support voulu à nos clients qui veulent que leur gestion du patrimoine inclue un équilibre santé dans leur plan de match. Nous voulons tout simplement les aider à devenir de véritables athlètes corporatifs.

De notre point de vue, il est possible de combiner votre plan de match financier avec celui de votre santé. C'est ce que nous appelons les objectifs intégrés. Sans pour autant devenir des *pseudocoachs* aux allures d'un ange gardien, nous souhaitons partager notre expertise pour assurer le succès que tout un chacun de nous mérite, soit la santé pour profiter au maximum de tout ce que l'on a réussi à bâtir et relever tous les défis qui se présentent sur la route vers le succès.

L'auto-motivation

Si, de votre côté vous arrivez, et vous y arriverez j'en suis sûr, à auto-générer votre propre source de motivation, plus rien ne vous arrêtera et croyez-moi tout deviendra encore plus facile que vous ne l'auriez jamais cru au départ.

Encore ici, dans le domaine de l'auto-motivation il y a bien des fausses idées préconçues. Créer une obligation par exemple, n'est certainement pas une façon de s'auto-motiver, bien au contraire. En fait, cette obligation risque plutôt de vous faire abandonner avant longtemps. Combien de personnes s'inscrivent au gym en prenant le forfait incluant un entraîneur personnel. Ils s'imaginent qu'en s'obligeant à respecter ce rendez-vous, ils ne pourront se défiler et finiront par se pointer au gym. Ça marche pour les première semaines, mais puisque ça ne laisse aucune marge de manoeuvre, les abandons sont plus nombreux dans ce type d'abonnements que dans tout autre. C'est là que le coaching peut vous être bénéfique. En effet, vous aurez besoin de repères, et non d'une petite voix au-dessus de votre épaule. Le coach, c'est le GPS qui connaît votre destination. Si vous deviez rater un tournant, immédiatement, il modifiera l'itinéraire pour tout de même réussir à vous mener à bon port.

En fait, pour conserver sa motivation tout au long du parcours, il y a deux éléments importants sur lesquels il vous faut compter. D'une part, il y a la flexibilité nécessaire pour parer aux imprévus. Et d'autre part, il faut faire la part des choses entre intensité et intentions. Il va sans dire qu'un cadre trop rigide n'a rien de très motivant. Toutefois, si vous connaissez la marge de manoeuvre dont vous disposez au quotidien, vous pourrez aisément récupérer tout écart. Vous deviez absolument prendre une part du gâteau d'anniversaire de votre patron ? Vous avez probablement bien fait, à tout le moins sur le plan professionnel. Cependant, puisque vous savez où se situe votre apport calorique en tout temps, vous pourrez vite compenser avec les prochains repas. Ainsi, vous n'aurez pas l'impression d'avoir triché, vous resterez motivés, et qui plus est, vous serez perçus comme un valeureux membre de l'équipe. Qui sait, on vous demandera peut-être comment vous faites pour manger du gâteau et ne pas engraisser !

Il est vrai qu'intensité et intentions sont deux mots dont la portée est fort différente en matière d'équilibre santé. Aucun doute, quand on entreprend un programme santé, nous sommes remplis jusqu'à ras bord de bonnes intentions, toutes aussi louables les unes que les autres. Malgré tout, il faut être prudent. Tout comme en investissement où la cupidité ne doit pas remplacer le gros bon sens, il ne faut surtout pas calibrer l'intensité de nos gestes avec nos intentions. Vous avez du poids à perdre, ce n'est pas en arrêtant de manger ou en vous entraînant comme un olympien que vous pourrez régler le problème. Vous perdrez du poids certes, mais vous allez possiblement en déclencher bien des difficultés, encore plus graves.

Bien que ça puisse varier d'un individu à l'autre, tous les experts s'entendent pour dire qu'une livre de poids représente plus ou moins 3 500 calories. Cependant, vous serez beaucoup plus précis à ce sujet lorsque vous aurez mesuré sur vous-même ce que représente la perte de poids d'une livre. Au fur et à mesure que vous avancerez sur votre parcours santé, cette donnée aura aussi tendance à changer quelque peu, d'où la nécessité d'y aller lentement mais sûrement. Il est illusoire de penser que de sauter quelques repas représentant au total 3 500 calories vous fera perdre une livre. Non seulement vous ne perdrez pas une livre, mais vous aurez donner un sérieux coup à votre métabolisme qui lui a plutôt l'habitude de s'adapter lentement. En fait, cette lenteur de votre métabolisme deviendra vite un avantage puisque c'est elle qui viendra éventuellement vous aider à maintenir votre équilibre santé tout en conservant une bonne marge de manoeuvre pour parer aux imprévus.

Par-dessus tout, votre auto-motivation réside dans votre capacité à visualiser ce que vous voulez devenir, le *See It*. Et si vous adoptez déjà l'attitude du prochain vous, le *Feel It*, ce sera encore plus facile de maintenir votre capacité à visualiser ce que vous voulez atteindre. Toutefois, sans vouloir vous précipiter sur le côté obscur de la force, vous êtes-vous déjà demandé qu'est-ce qui se passerait si, du jour au lendemain, vous deviez être malade au point de plus pouvoir continuer vos activités professionnelles ? Évidemment, personne ne veut que ça arrive et prendre cet aspect en considération n'est pas de l'auto-motivation mais de la peur tout simplement. Ainsi, il vous faut donc en arriver à penser exactement le contraire, c'est-à-dire à penser que demain vous serez encore bien mieux qu'aujourd'hui.

J'ai déjà entendu un ami raconter que lorsqu'il avait arrêté de fumer et qu'on lui offrait une cigarette, il répondait toujours, *non merci j'ai cessé de fumer.* Toutefois, le jour où il a répondu tout naturellement *merci, je ne fume pas,* il a alors compris qu'il ne fumerait plus jamais. Et ça fait déjà trente ans de ça !

En termes concrets, visualisez l'athlète corporatif qui est en vous et faites-le ressortir au grand jour pour votre plus grand bénéfice et celui de tous ceux qui vous entourent et vous aiment.

DIX

JOUER POUR GAGNER
La santé, c'est du sérieux

Nos aïeux répétaient souvent que l'on ne fait pas toujours ce qu'on aime dans la vie. Encore un vieil adage que je prends un malin plaisir à déboulonner. Bien que je croie qu'il faut faire des sacrifices, des choix difficiles et aussi de sérieux compromis pour atteindre un but, il nous faut tout de même trouver une façon d'apprécier l'expérience. Sans pour autant tout prendre au pied de la lettre, je crois que nous devons considérer chaque étape de notre démarche en gestion de la santé comme un jalon important, une pièce maîtresse que nous ne pouvons nous permettre de prendre à la légère.

Il y a évidemment des choses que l'on apprend à aimer au fil du temps, mais ce n'est jamais comme s'il y avait eu un choix délibéré, bien senti. Vous aimez le hockey, alors jouez au hockey. Le golf est une vraie passion, il faut alors trouver tous les moyens possibles pour l'assouvir. Vous aimeriez gravir de hautes montagnes, allez-y et choisissez les escalades les plus folles. Évidemment, vous me direz que l'on ne peut pas monter le Kilimanjaro tous les week-ends, que le golf est tout de même une activité qui demande une demi-journée, et qu'encore faut-il faire partie d'une ligue, d'une organisation quelconque pour jouer au hockey. Qu'à cela ne tienne, ces activités apportent bien plus que le simple fait de jouer une partie ou de grimper vers les plus hauts sommets.

Ce qu'il y a d'intéressant dans le choix d'une nouvelle activité physique, et surtout si l'on joue pour gagner, c'est qu'elle demande beaucoup de préparation et c'est de là que les retombées positives commencent immédiatement à se faire sentir. En fait, c'est le même principe que les voyageurs en avion qui sont tout simplement passionnés par le fait d'utiliser ce mode de transport. Pour eux, l'expérience est satisfaisante dès qu'ils mettent les pieds à l'aéroport.

Pourtant, si vous observez les gens autour, on a souvent l'impression qu'ils sont en train de vivre la pire journée de leur vie. Ils se plaignent que ça fait plus de trente minutes qu'ils attendent pour l'embarquement, plus de quarante minutes avant de décoller. Ah oui ? Et quoi après ? Ils se sont envolés dans une des inventions les plus incroyables réalisée par l'homme et à laquelle ils n'ont absolument rien contribué ! À mon avis, tous les passagers d'un avion devraient être agrippés à leur siège, très excités et crier *Oh My God ! C'est in-croyable !* New York - Los Angeles en cinq heures. Pendant la guerre de sécession, ça prenait plus de trente ans !

Étonnamment, c'est l'entraînement pour la pratique d'un sport ou d'une activité physique quelconque qui rend l'expérience intéressante, si captivante. Vous ne pouvez peut-être jouer au golf qu'une seule fois par semaine, mais il y a beaucoup de préparation physique pour s'adonner à ce sport, même si certains malins parlent plus d'un loisir que d'un sport. Dès le départ, vous avez besoin d'une bonne dose d'énergie pour vous concentrer sur votre jeu. Pour ce faire, il faut que soyez en forme. Pour être en forme, il faut avoir de l'énergie. Pour avoir de l'énergie, il faut s'entraîner régulièrement. Pour s'entraîner sur une base régulière, il faut prendre le temps de manger sainement et surtout de se reposer adéquatement. Vous voyez le topo ?

Si vous réussissez à bien cerner toutes les implications directes et indirectes d'une activité physique, et que vous les insérez dans votre agenda déjà bien chargé, à la manière des athlètes corporatifs, il ne fait aucun doute que non seulement cette activité viendra changer votre vie, elle vous rendra vraiment heureux. Et plus vous serez heureux, plus vous serez, capable de relever n'importe quel défi.

Le mythe de l'agenda surchargé

J'ai souvent entendu *If you want something done, give it to a busy man.* Je crois qu'il y a beaucoup plus de vrai que de faux dans cet énoncé. Bien qu'il n'y ait que 24 heures dans une journée et que tout être humain a une certaine limite, il est tout de même fréquent de voir que les gens qui sont généralement très occupés font beaucoup mieux que d'autres en terme d'efficacité pour chaque tâche accomplie. En fait, ils sont tellement occupés qu'ils n'ont pas le temps de remettre à plus tard. Alors, ils insèrent la tâche à accomplir dans leur agenda et lorsque le moment est venu, ils l'exécutent, un point c'est tout.

Je ne prétends pas non plus que la plupart des gens font de la procrastination, loin de là. Je constate toutefois que certaines personnes arrivent mieux que d'autres à rayer leur *to-do list* sur une base régulière. Leur secret ? Ils savent comment se rendre à cette étape. En effet, lorsqu'ils acceptent une tâche, c'est parce qu'ils savent exactement comment elle sera exécutée jusqu'à la fin. Ils ouvrent rarement des *cannes de vers*. Plus encore, bien souvent ils décortiquent la tâche en de petites tâches pour justement avancer à coup sûr sans avoir à éventuellement reculer.

C'est sensiblement la même chose dans le domaine de l'activité physique. Si vous décortiquez bien toutes les composantes et implications qu'elle apporte, vous pourrez l'inclure aisément dans votre agenda déjà bien chargé. Certaines activités ne demandent que l'on consacre qu'une dizaine de minutes par jour. Facile, vous ne croyez pas ? Si vous n'avez pas dix minutes, ce n'est pas que vous avez un agenda surchargé. En réalité, c'est tout simplement que votre santé ne fait pas partie de votre liste de priorités numéro un.

Construire une habitude

Nous avons déjà établi que les habitudes sont les conséquences de notre cerveau lorsqu'il fonctionne sur le pilote automatique. Bonnes ou mauvaises, les habitudes ne demandent pas vraiment d'efforts et elles sont partie intégrante de notre style de vie. Il serait donc intéressant que nous puissions incorporer une nouvelle activité physique dans notre vie de sorte qu'elle devienne une habitude, une très bonne habitude bien entendu.

Pour construire une vraie habitude, il ne faut que trois petits ingrédients que vous seul avez à portée de la main. Tout d'abord, il faut identifier un élément déclencheur, le *trigger,* qui amènera automatiquement votre cerveau dans un esprit favorable. Même si nous n'en sommes pas à l'expérimentation de Pavlov avec son chien, et à la clochette qui le faisait saliver chaque fois, il faut tout de même trouver un déclencheur, une clochette ou le compte de un, deux, trois de l'hypnotiseur qui viendra vous transporter ailleurs.

Pour arriver à disposer de déclencheurs d'habitudes, une très bonne connaissance théorique et pratique d'une activité physique peut venir continuellement alimenter votre cerveau. Par exemple, si vous jouez au golf, une connaissance approfondie de l'histoire du golf, de la fabrication des équipements, de la tenue des grands tournois, de la venue d'expositions ou de foires commerciales sont autant d'éléments qui vous maintiendront dans cet environnement. Abonnez-vous à un magazine de golf, au travail soyez entouré de bidules qui vous transportent constamment dans le monde du golf. Avec de telles sensations qui vous habitent en quasi-permanence et l'auto-motivation que vous seul serez capable de générer, votre cerveau déclenchera en vous tout ce qu'il faut pour que cette activité fasse automatiquement partie de votre routine.

Et pour entretenir cette routine, vous devrez évidemment y consacrer tout le temps nécessaire. Peu importe que ça vous demande cinq minutes ou deux heures, lorsque vous pensez à votre activité, vous vous devez de trouver toutes les opportunités pour vous y mettre. Que ce soit simplement pour lire un article sur le golf, consulter la cédule d'entraînement de votre club de hockey ou de vous enquérir de la température qu'il fera à la montagne ce week-end, votre cerveau fera de plus en plus de place à cette activité dans votre subconscient et elle prendra rapidement du galon dans l'échelle de vos priorités.

Finalement, pour renforcer une habitude, votre cerveau a besoin de savoir que tout ce qu'il fait pour vous parvient à vous apporter une certaine satisfaction. Dans le cas contraire, vous verrez qu'il est très efficace pour vous démotiver en moins de deux. Ainsi, vous pouvez renforcer une habitude en vous récompensant. Bien que l'on verra un plus en détail ma *théorie du mérite* au prochain chapitre, il n'en reste pas moins que vous devez savoir comment vous récompenser.

Si pour vous la pratique de votre activité est une occasion de socialiser, alors n'hésitez pas pour discuter avec votre entourage du dernier article que vous venez de lire à ce sujet. Une belle récompense serait que les gens arrivent à vous cataloguer comme un mordu du golf, de la pêche ou du hockey. En fait, peu importe l'activité physique que vous choisissez, elle doit vous coller à la peau, sauf si vous avez choisi la pétanque *full-contact* ! ;) Faites ce que vous aimez, et on vous aimera pour ce que vous faites. Je ne sais pas de qui est cet adage, qui sait je viens peut-être de l'inventer, mais j'y crois sincèrement.

Être ou ne pas être à table
Telle est la question, et aussi telle est la réponse toute simple. En fait, manger est un réel plaisir et il ne faut surtout pas s'en priver. Être à table est

une forme de récompense en soi. Prendre le temps de déguster un bon repas est une activité que nous devrions tenter de savourer au minimum une fois par jour. S'il est vrai que le petit déjeuner est souvent pris sur le pilote automatique, il faut reconnaître qu'il fait partie de notre routine matinale où notre cerveau n'a pas encore commencer à donner son plein rendement. Quant à l'heure du lunch, nous sommes, pour la plupart, pris entre deux autres activités. Toutefois, ça ne devrait jamais être une raison valable pour escamoter ce plaisir.

Prendre une bonne habitude alimentaire, c'est un peu comme prendre le temps de bien choisir la composition de son portefeuille de placements. Personne, du moins pas une personne le moindrement sensée, ne choisirait des titres financiers en quelques minutes pour assurer le rendement des prochains mois. Au contraire, on prend justement le temps nécessaire car on sait pertinemment que l'impact se répercutera sur les jours, les semaines et les mois à venir. Pourtant, lors que l'on mange par habitude, on vient alors renforcer notre cerveau et l'impact est tout aussi important. Si on prenait le même soin pour créer une habitude alimentaire que nous prenons pour équilibrer notre portefeuille de placements, je peux vous assurer que l'obésité ne serait pas une des principales causes de décès en Amérique.

Première règle, il faut manger ce que l'on aime et non ce qui est pratique. Et pour y arriver, il faut avoir sous la main, en tout temps, ce dont nous avons besoin. Tout comme pour une activité physique, vous avez des articles sur le golf par exemple, vous pouvez consulter des informations sur les tournois et autres, vous devez aussi devenir un fan de la nourriture que vous absorbez. Sans toutefois devenir un véritable *Food Ninja,* vous ne devriez jamais manger sur le pilote automatique. Connaissez-vous des gens qui vont jouer une ronde de golf en frappant les balles le plus rapidement possible tout en discutant d'affaires et cherchant à se retrouver au 18e trou en moins de deux ? Certainement pas. Alors, pourquoi le faisons-nous avec le seul et unique carburant valable qui nous permet d'exister !

Le temps accordé à un repas est un facteur critique de succès. Ce n'est pas uniquement ce que vous mangez qui compte, mais bien comment vous le mangez. Et bien qu'il n'existe aucune règle écrite à ce sujet, je suis persuadé qu'il faille accorder un minimum de trente minute à un repas. Et ici, j'insiste sur le mot minimum.

Aussi, la séquence des repas est un élément bien important dans le cours de toute une journée. Saviez-vous qu'en Amérique si nous inversions tout simplement ce que nous prenons au souper avec ce que nous avalons à l'heure du lunch, nous aurions pratiquement tous un poids assez proche du poids santé tant convoité ? En fait, nous devrions absorber 0,8 kg de protéine par kilogramme de poids. Un bon steak au souper et déjà vous venez d'emmagasiner tout ce dont vous aviez besoin pour la journée, et même plus. Malheureusement, bien souvent à cette heure tardive de la journée vous ne disposez plus d'activité physique suffisante pour tout dépenser ce carburant. C'est ainsi que vous irez au lit avec une demande incroyable à votre estomac de s'arranger avec ce trop-plein. C'est comme si vous demandiez à votre courtier de transiger vos titres alors que la bourse vient de clôturer sa séance.

Un estomac qui se retrouve avec une surcharge de travail en fin de journée, alors que tous les organes sont mis au repos, viendra assurément perturber votre sommeil. Les conséquences inévitables d'un sommeil qui n'est pas pleinement réparateur sont importantes, il ne faut pas le nier. En fait, cette situation viendra immanquablement affecter votre rendement du lendemain, et ce, à tous les points de vue.

Ainsi, il faut faire en sorte de prendre son carburant au fur et à mesure que nous le dépensons. On a toujours dit qu'il faut déjeuner comme un roi, dîner comme un prince et souper comme un valet. Je ne sais pas si ça vient vraiment de l'aristocratie, mais cet adage a tout de même du sens. En fait, en prenant un repas plus léger en fin de journée, non seulement on favorisera un meilleur sommeil, mais on aura plus d'appétit pour le petit-déjeuner qui suivra. Voilà, une bonne façon de terminer sa journée et d'en commencer une nouvelle. Certains y vont même d'une bonne teneur en protéine dès le premier repas de journée. Il semblerait que les fameux *Steak & Egg* de nos voisins du sud aurait toujours la cote.

À l'heure du lunch, ce sont les Européens, particulièrement nos cousins français, qui prennent deux heures pour savourer leur repas. Je sais que c'est beaucoup demander en Amérique, mais je suis persuadé qu'un lunch sur le pouce est probablement l'attaque alimentaire la plus dévastatrice que l'on puisse faire à son corps. En effet, non seulement on ne lui procure pas le bon carburant dont il a besoin pour continuer sa journée, mais le fait que le tout a été ingurgité rapidement, sous-entendu pas mastiqué adéquatement, cette nourriture sera difficile à digérer pour l'estomac et la désagréable sensation de lourdeur viendra saper votre rendement pour le reste de la journée.

Prendre un minimum de temps pour bien manger est essentiel, pour ne pas dire crucial. Autant on ne souhaite pas pratiquer une activité physique pour s'en débarrasser, autant on ne devrait pas se nourrir que pour s'empêcher de mourir. Lorsqu'un athlète corporatif a une tâche importante à accomplir, il prend les dispositions nécessaires. Il s'isole si la tâche exige une bonne dose de concentration, il en déléguera peut-être une partie de sorte que le résultat soit à la hauteur de ses attentes, mais une chose est certaine, il verra à ce que tous les éléments soient réunis pour réussir, et ce, avant même de commencer. C'est la même chose lorsque vient le temps de manger. Il faut trouver un endroit propice, prendre le temps nécessaire et faciliter la tâche à notre estomac à qui l'on s'apprête à déléguer la digestion de ce repas. Lorsque l'on réussit à réunir ces éléments, le suite de la journée ne sera pas affectée par une lourdeur, un trop-plein de nourriture pris à la sauvette et une surcharge du système digestif.

Prendre le temps de bien manger demande de la pratique, comme pour toute autre activité. Bien mastiquer est probablement l'approche la plus efficace, non seulement pour prendre le temps de bien manger, mais aussi pour bien digérer. Quand j'étais jeune, on disait qu'il fallait mâcher 42 fois chaque bouchée. Je crois que si l'on atteint la vingtaine de fois, ce sera déjà cinq fois plus que la moyenne. D'autres petits détails viendront aussi nous aider à briser cette mauvaise habitude du *quick lunch,* comme boire de l'eau, déposer sa fourchette entre chaque bouchée, être le dernier à finir son assiette, s'asseoir, avoir une conversation, éliminer les distractions qui vous éloignent de ce que vous êtes en train de faire sont autant d'éléments à considérer lorsque vient le temps de prendre un repas.

Encore plus important toutefois, vous pouvez vous imaginer l'effet dévastateur que pourrait avoir le fait de sauter un repas. Même avec un horaire complètement fou, il faut au minimum prendre le temps de manger à tous les repas, ne serait-ce qu'un fruit avec quelques noix pour au moins conserver un certain équilibre. Le contraire, soit ne pas manger du tout, est encore plus dommageable. Il est faux de croire que l'on perd du poids en cessant de manger. On se tue à petites doses en cessant de manger, rien d'autre.

Mettre la main à la pâte
La plupart des gens qui s'alimentent mal, donc la plupart des gens tout court, ne le font toutefois pas par négligence, mais plutôt par manque d'intérêt. Bien sûr, il y a les gourmets passionnés de cuisine, mais il faut reconnaître qu'ils ne constituent pas la majorité de la population. Dans ce bas monde, il y a peu de gourmets et beaucoup de gourmands et, il ne faut pas se le cacher, la très grande majorité y vit en Amérique.

Tout comme l'intérêt que l'on porte à une activité physique, on se doit de développer un intérêt tout aussi marqué pour la nourriture que nous prenons. Écoutez nos cousins français lorsqu'ils sont à table. La grande majorité du temps, ils ne parlent pas de business ou de problèmes, ils parlent de nourriture. C'est une de leurs premières passions, mis à part le *foot* bien entendu.

Développer un intérêt pour son alimentation est un des atouts majeurs des athlètes corporatifs. En effet, cet aspect de leur condition physique est tout aussi important que les activités qu'ils pratiquent. Bref, l'apport calorique est une valeur importante de l'équation et elle ne compte jamais pour la valeur inconnue, bien au contraire. Les athlètes corporatifs consacrent la même dévotion, sinon plus, à leur alimentation qu'à tout autre aspect de leur vie au quotidien. Et pour y arriver, ils s'impliquent à fond, rien de moins.

Comme on dit souvent, l'appétit vient en mangeant. S'intéresser un tant soit peu à son alimentation, c'est entrer dans un monde fascinant où les solutions de rechange sont à toutes fins pratiques infinies. Le fait que l'on se demande très souvent quoi manger ne relève pas d'un manque de solutions ou d'imagination, mais plutôt d'un manque flagrant de connaissance. Certaines gens peuvent ouvrir n'importe quel frigo et concocter des plats incroyables, alors que d'autres ressortent d'un super marché toujours avec les mêmes aliments.

Sans vouloir faire de vous un chef cuisinier, vous devez vous intéresser à votre alimentation au même titre que vos autres activités, voire peut-être même plus. C'est là que tout deviendra plus facile. Bien trop souvent on se contente de tel ou tel aliment tout simplement par qu'on ne connaît pas de réelles solutions de rechange. Toutefois, lorsque l'on commence à acquérir certaines connaissances, on s'arrange pour ne jamais être pris au dépourvu puisque les possibilités sont grandes.

Ainsi, il devient relativement aisé de toujours avoir à porter de la main un élément déclencheur pour augmenter vos connaissances et certes par le fait même venir élargir vos horizons quand vient le temps de manger. Plus vous aurez de connaissances en alimentation, et plus vos repas seront équilibrés et vous ne serez jamais condamnés à subir la distributrice de petits gâteaux chimiques.

Les surestimés et les mal aimés
À la base, il faut savoir ce qui est bon et éliminer ce qu'il ne l'est pas. Il est faux de prétendre que tout ce qui est bon pour la santé doit nécessairement être mauvais au goût. Certains aliments sont surestimés alors que d'autres, beaucoup moins populaires, sont trop souvent laissés pour compte dans notre alimentation.

Comme le soulignait le réputé chef Daniel Vézina, nous ne mangeons pas suffisamment de légumes verts, et tous s'entendent pour lui donner raison. En effet, le vert est ce qui fait le plus souvent défaut dans nos assiettes. Pourtant, la chlorophylle est un élément important, voire même au centre de notre équilibre alimentaire. Il faudrait s'assurer qu'à chaque repas, il y ait au moins un aliment vert dans notre assiette, et ce peu importe la quantité. Une fois que cette habitude sera bien ancrée, on pourra en augmenter la quantité.

Malgré tout, bien d'autres aliments n'ont pas la cote, et non parce qu'il ne sont pas bons au goût, mais tout simplement par manque de connaissances pour les intégrer dans notre alimentation. Je connais une recette de choux-fleurs au curry qui goûte meilleure que des frites. Qui l'eût cru ! Et pour ceux qui sont pressés, je viens de découvrir un *smoothie* pour le petit déjeuner qui contient à la fois des pommes, bananes,... et du kale. C'est tout vert, rempli d'énergie et sollicite très peu le système digestif.

D'un autre côté, certains aliments sont surévalués. Que l'on veuille ou non, dès qu'un aliment gagne en popularité, on a tendance à croire que c'est bon pour la santé. La preuve du contraire est certainement la surenchère des produits de la restauration rapide. Même si l'on connaît bien leur menu, ça n'en fait pas de bons aliments pour autant.

D'autres aliments ont également la cote, mais c'est beaucoup plus le procédé qui les amène sur la tablette du supermarché qui vient nuire à leur bienfait. Un des meilleurs exemples est le yogourt. Personne ne vous dira, moi le premier, que le yogourt n'est pas bon pour la santé. En fait, on parle beaucoup plus ici du vrai yogourt naturel. Toutefois, les yogourts qui se retrouvent sur le marché à grands coups de renfort publicitaires sont pour la plupart remplis d'additifs pour donner de la texture, de la saveur et du goût. Pour donner du goût à un yogourt naturel, il suffit simplement d'y ajouter ce que vous aimez; des fruits, du miel, des noix, c'est à vous de décider. Il en est de même pour bien d'autres aliments, tel le soya qui est certes un aliment santé, mais tellement industrialisé que lorsqu'il arrive dans votre assiette il est bien loin d'être à la hauteur de sa réputation.

Évidemment, ce ne sont là que quelques exemples et je n'ai pas la prétention d'être un expert en alimentation. Toutefois, le meilleur conseil que je puisse donner à mes clients, c'est de se renseigner eux-mêmes, de faire leurs propres expériences et découvrir ce qu'ils aiment vraiment. Calculer son apport calorique, c'est tout simplement mathématique. Casser de mauvaises habitudes alimentaires et les remplacer par de nouvelles est propre à chaque individu. À mon avis, la seule façon d'y arriver est de mettre la main à la pâte et acquérir une connaissance approfondie de ce que nous mangeons. Aussi, je suis persuadé que dès que ce savoir vous est acquis, la passion pour l'alimentation se développe tout comme celle de l'appétit qui vient en mangeant.

ONZE

LE PODIUM
La théorie du mérite

Lorsque j'étais aux études universitaires en éducation physique, je rêvais d'être assez riche pour me permettre bien des choses, mais pas encore assez pour ne pas les apprécier. Encore aujourd'hui, je regarde toujours les prix avant d'acheter. Non pas parce que j'en ai peut-être pas les moyens, quoique j'aurais avantage à le faire à certaines occasions, mais plutôt pour me fixer un but. J'aime mériter ce que j'ai. Je me dois toujours de fournir un effort, c'est ma règle de conduite. Je n'ai jamais rien pour rien.

Il ne s'agit pas ici d'une simple question d'argent. Même si je pouvais partir en vacances sur le champ, je ne peux le faire si je ne me suis pas fixé un but dès le départ. Je me dois toujours d'atteindre tel ou tel rendement ou d'avoir effectué telle ou telle tâche, si je veux enfin partir en vacances, ou m'acheter un nouveau truc. La récompense a le mérite d'être plus sentie, et certainement plus appréciée. C'est comme dans cette histoire drôle du fou qui se donnait des coups de marteau sur la tête. Les gens qui l'observaient lui demandaient pourquoi il agissait ainsi, et lui de répondre *si vous saviez comment ça fait du bien quand j'arrête !* De toute évidence, il n'est certes pas nécessaire de souffrir pour apprécier une récompense. La seule satisfaction d'avoir fourni un effort valable est une récompense en soi. Si on réussit à appliquer ce principe dans tout ce que nous faisons, il ne fait aucun doute que le parcours vers le succès sera assurément parsemé de toutes petites réalisations, d'accomplissements peut-être modestes à première vue mais qui, ensemble, permettront certainement d'avancer à pas sûrs et de relever n'importe quel défi.

J'ai un de mes clients qui fait plus de cinq mille kilomètres de vélo par année. Bien que sa situation financière lui permette de s'offrir n'importe quel vélo, et ce même parmi les plus performants au monde, son budget pour ce sport est régi par une approche au mérite. En effet, pour changer de vélo ou s'acheter les derniers gadgets du monde du cyclisme, il s'alloue un dollar par kilomètre parcouru. Par exemple, si au cours d'une saison, il parcourt 5 248 kilomètres, il disposera d'un budget de 5 248 $ pour gérer son équipement. Je trouve que c'est une idée géniale, vous ne trouvez pas ?

C'est le genre d'application de la théorie du mérite qui, à mon avis, a une double portée. Non seulement, il doit travailler fort pour disposer d'un budget intéressant pour réaliser ses rêves, mais ses rêves sont forcément en lien direct avec sa propre réalité. Il doit accroître ses performances pour obtenir le budget qui lui permettra de se doter de l'équipement qui l'aidera à atteindre le prochain niveau de performance. C'est un cercle vicieux qui, avouons-le, à tout sauf d'être vicieux. S'il s'était doté du nec plus ultra dès le tout début, comme l'équivalent des vélos du Tour de France par exemple, il n'aurait certainement pas connu les mêmes résultats.

En effet, bien que l'équipement soit un aspect important de la performance, c'est la personne qui pratique l'activité qui fait toute la différence. Lorsque vous fournissez pleinement les efforts pour passer à la prochaine étape, en terme de performance, d'équipement ou autre, vous effectuez une progression, et c'est assurément là toute la clé du succès. Combien de fois on peut voir des gens suréquipés et qui sont loin d'avoir la forme. Malheureusement, et bien trop souvent, ces gens croient à tort que leur équipement fera une différence. C'est faux. Rappelez-vous de la belle époque de John McEnroe qui battait sans aucune pitié les meilleurs joueurs de tennis au monde avec une raquette Dunlop à 69 $.

Il ne fait aucun doute dans mon esprit, tout se mérite, il n'y a rien d'acquis. Si vous appliquez ce principe à la recherche de votre équilibre santé, vous réussirez sur toute la ligne. En fait, la meilleure façon que je connaisse pour auto-générer de la motivation et ainsi garder en tout temps le cap sur l'équilibre santé est de s'avoir se récompenser, et ce le plus souvent possible.

Il est essentiel, voire même crucial, de récolter des gratifications tout au long de son parcours et pas seulement au bout du compte. C'est la seule façon de continuer sans faire marche arrière. Toutefois, il ne faut pas tomber dans le piège qu'une récompense est une gratification qui ne fait pas partie d'un équilibre santé. Par exemple, je m'entraîne, je peux donc manger de la tarte au sucre à volonté.

Malheureusement, on rencontre bien trop souvent ce genre de comportement. Un bon entraînement n'ouvre pas automatiquement la porte à une petite fringale hors norme. Il ne faut pas oubliez que la pratique d'une activité physique est d'abord et avant tout un fournisseur d'énergie plus qu'elle n'est un brûleur de calories. On voit trop souvent des gens se permettre des écarts à table tout simplement parce qu'ils vont au gym deux ou trois fois par semaine. En réalité, la plupart des gens qui ont cette attitude, non seulement n'atteignent pas un équilibre santé, mais bien souvent arrivent à abandonner faute de résultats concrets.

La nourriture n'est pas une récompense, loin de là. Elle fait partie du plan de match. Se permettre une sucrerie parce que l'on vient de s'entraîner est une ironie en soi. Ce devrait plutôt être l'inverse. Parce que l'on s'en tient à un apport calorique adéquat et que l'on gère bien son temps, on devrait se récompenser par une activité physique non planifiée. Je pense à une bonne ronde de golf en plein milieu de la semaine ou de s'accorder tous ses vendredis après-midi de congé pour sauter de plein-pied dans son week-end.

Voir le succès à travers les autres
Prendre le temps nécessaire pour entretenir son *network* santé est aussi important que d'entretenir son réseau d'affaires. Les deux contribuent à votre performance, à votre bien-être, et à toujours tenir à jour cette nouvelle version de vous-même. On ne prend pas souvent, ou du moins pas assez souvent, le temps de voir et d'apprécier l'accomplissement des autres. Observez les gens autour de vous, même ceux que vous ne connaissez pas. Vous serez surpris de constater comment certains ont atteint un équilibre santé fort enviable.

Tous les exemples dont je vous ai parlé dans ce livre sont en réalité de vraies histoires. Mon ami qui travaillait à New York à la fin des années 90 approche maintenant la soixantaine et il est toujours aussi discipliné dans la gestion de son temps. Il ne vit peut-être plus à Manhattan, mais il s'entraîne encore tous les jours. Du haut de ses six pieds un pouce, il porte toujours ses Levis 501... taille 34. Il fait plus de cinq mille kilomètres de vélo par année et est un mordu de la planche à neige. Travailleur autonome acharné, encore aujourd'hui ne lui parlez plus business après dix-huit heures, il ne vous répondra tout simplement pas.

Le camionneur dont il était question est un gars en super forme. Son indice de masse corporelle (IMC) est dans les normes et son taux de matière grasse est de moins de 10 %. Évidemment, comme on dit dans le milieu, il est *super cut* et la vascularisation apparente sur ses muscles vient le prouver hors de tout doute. Son camion, un de ces immenses Kenworth T660, est un véritable centre d'entraînement. Il mange bien, une bonne bouffe santé, et sait apprécier les bonnes gâteries. Par-dessous tout, son horaire est réglé au quart de tour et le repos fait partie intégrante de son agenda. Aucun doute, il a su réunir toutes les conditions gagnantes pour établir et, surtout, pour maintenir un équilibre santé. Il est très heureux, n'en doutez même pas.

Pour s'aider soi-même, il faut savoir observer les autres et découvrir ce qu'ils ont que vous n'avez pas, et plus important encore, que vous aimeriez avoir. Si vous le faites constamment, vous découvrirez que dans toutes les couches de la société, il y a des gens de tous les milieux qui sont de vraies réussites. Peut-être pas tous sur le plan financier, mais sur le plan de la santé, assurément. De fait, lorsqu'on atteint son équilibre santé, on est heureux, tandis que l'on atteint l'équilibre sur la plan financier, on n'est pas malheureux, mais ce n'est pas une garantie du bonheur, aucun doute.

En vous promenant sur la rue, en vous rendant au travail, en allant au restaurant, en faisant vos courses ou autres choses, prenez le temps de bien remarquer les gens que vous croisez. Malencontreusement, certains sont dans une situation qui est triste à mourir. Toutefois, vous noterez rapidement qu'il y en a beaucoup qui savent s'occuper d'eux-mêmes, et ils le font vraiment très bien par surcroît. C'est de ces petites observations qu'il faut s'inspirer, nourrir sa motivation à tous les instants.

Un client me racontait qu'il avait vécu une expérience de courte observation qui lui avait pratiquement sauvé la vie. Évidemment, son histoire a piqué ma curiosité. Comment le simple fait de croiser, par pur hasard, une personne sur son chemin pendant quelques secondes pouvait avoir un tel impact. Je vous raconte.

Un vendredi après-midi, alors qu'il se rendait à sa résidence secondaire au lac Memphrémagog, il roulait dans la toute nouvelle BMW qu'il venait de s'offrir avec tous les équipements possibles et, bien entendu, tous les gros paiements qui venaient avec. Stressé par la nouvelle pression qu'il venait de se mettre sur les épaules, il se disait qu'il allait enfin se reposer, profiter du week-end sur son bateau qui lui coûtait la peau des fesses toutefois. Il pensait à la façon dont il pourrait récupérer les deux mauvaises créances qu'il venait de subir de ses clients, un coup dur qu'il n'avait pas vu venir. Somme toute, il était concentré sur tous ses problèmes. Devait-il se départir de son bateau, alors qu'il en avait besoin pour décompresser ? Déjà que son récent divorce lui avait coûté une petite fortune, À peine âgé de trente ans, toutes les femmes qu'il rencontrait à l'occasion semblaient plus attirées par ses avoirs que par son énergie.

C'est alors qu'une voiture le doubla sur l'autoroute. Une bagnole rouillée jusqu'aux poignées de portes. À bord, deux personnes qui semblaient filer le parfait bonheur. En effet, ils étaient dans une vieille Plymouth Volare 1976 avec transmission à la colonne de direction. La fille était collée sur son amoureux, alors qu'il lui passait le bras sur les épaules. Ils semblaient tout simplement décontractés et heureux d'être là.

Surpris par ce couple qui, du moins de prime abord, semblait plutôt ordinaire, il décida de les doubler à son tour, question de les observer. Il se rendit compte que le gars avait l'air plutôt *top shape*. La fille l'était tout aussi, et en plus elle était incroyablement jolie. Il sentait qu'ils étaient très amoureux et prenaient tout simplement le temps d'apprécier la vie. Mon client comprit alors qu'il y avait un imbécile sur la route et, en plus, qu'il était assis dans sa propre voiture. Il réalisa sur le coup qu'il passait à côté de bien des choses. Il avait un bateau pour éliminer son stress, alors qu'il devait travailler comme un fou pour se l'offrir. Il a donc décidé de faire d'une pierre deux coups. Il s'est débarrassé de son bateau et a réduit son temps de travail pour enfin prendre celui de redécouvrir la vraie valeur des choses simples. Tout comme pour ce couple qu'il enviait, il venait de réaliser que ces gens étaient non seulement plus heureux que lui, mais qu'ils avaient tout pour garder une longueur d'avance sur lui. Il les a baptisés le couple *Volare*. Aujourd'hui, lorsqu'il raconte cette histoire, il dit à la blague que c'était probablement un couple de mannequins pour les sous-vêtements Calvin Klein qui s'était déguisé en gens ordinaires pour ne pas se faire reconnaître !

Faire l'école buissonnière
Évidemment, il ne suffit pas que d'observer les autres, il faut passer à l'action. Je reconnais toutefois que c'est plus facile à dire qu'à faire. Qu'à cela ne tienne, il faut s'arranger pour y arriver. Et comme souvent les plus grandes passions proviennent d'un coup de coeur que nous avons eu, il faut provoquer des choses pour que ça arrive. En fait, on peut se poser la question. Pourquoi nous était-il plus satisfaisant de faire l'école buisson-

nière à l'occasion que de simplement apprécier les vrais jours de congé, voire même l'été tout entier ? À mon avis, la réponse est toute simple. C'est tout simplement parce que ce n'était pas prévu.

Bien des gens tentent de planifier toute la façon dont ils vont retrouver l'équilibre santé, et j'avoue que c'est évidemment un bon point de départ. Toutefois, pour que cet équilibre fasse réellement partie de notre style de vie, il faut que ça devienne naturel, que ça fasse partie intégrante de qui nous sommes. Et pour que ça se matérialise concrètement, il nous faut essayer, mais vraiment tout essayer jusqu'à ce que nous trouvions. Il est préférable de faire des erreurs et recommencer que de tenter de s'en accommoder.

Autant il existe bon nombre d'activités qui demandent un bonne dose d'organisation, autant il y en a qui sont à portée de main. Marcher pour aller nulle part n'a rien de vraiment intéressant. Marcher pour se rendre au travail, marcher pour découvrir son environnement, marcher sur un sentier de randonnée pédestre, demande le même effort, mais apporte une grande satisfaction, tant sur le plan physique que psychologique. Qui sait, vous irez peut-être laisser votre trace sur Saint-Jacques-de-Compostelle.

De prime abord, je reconnais qu'il peut être plus facile de choisir une activité où son exercice ne dépend que de vous. En effet, si vous commencez à jouer au tennis, vous dépendez forcément d'une autre personne, alors que dans le cas contraire, si vous faites du vélo, de la course ou de la randonnée par exemple, vous pouvez être actifs quand bon vous semble. Encore ici, il ne faut pas tomber dans le piège où l'on se crée une obligation. Décidez de vous inscrire dans un club de tennis pour jouer de façon régulière, vous découvrirez vite que la liste des remplaçants est aussi longue que celle des participants.

L'attrait particulier d'une activité individuelle, je dirais l'attrait pratique, surtout au début de votre plan de match, est de vous offrir un meilleur contrôle sur votre motivation. Lorsque vous êtes motivés, vous êtes évidemment prêts à passer à l'action, puisque rien ne vous en empêche. Si vous faites une activité programmée, cela ne vous garantit pas que votre motivation sera à son plus haut niveau lorsque le moment sera venu.

Ainsi, le choix d'une activité physique est une étape fort importante du plan de match, et c'est pour cela que ça mérite vraiment que l'on prenne le temps de faire des essais. Il n'y a rien de mieux que de tenter le coup. Tant et aussi longtemps que l'on ne se lance pas, on ne sait pas vraiment si ça nous convient, ou mieux encore, si ça peut contenir le germe d'une vraie passion. De la descente de rivières, de rapides en kayak à l'escalade de montagne en passant par le golf, le hockey ou la randonnée pédestre et même le trekking, vous découvrirez assez rapidement que chacune de ces activités exigent un entraînement qui se décline en une panoplie d'activités auxquelles vous n'aviez même pas pensé. Vous voulez jouer au hockey ? Il vous faudra améliorer votre capacité cardiaque, votre force musculaire, votre endurance, votre vision périphérique, votre capacité à récupérer de façon quasi-instantanée, pour ne nommer que ces quelques aspects. Pour y arriver, vous devrez faire du vélo ou du jogging, peut-être même de la danse aérobique ou du *spinning*. Vous devrez tonifier vos muscles avec de bons exercices, peut-être avec des poids et haltères, et idéalement faire de vrais exercices militaires comme des *push-ups* par exemple.

Peu importe l'activité que vous choisirez, si elle vous passionne, vous serez tout aussi passionnés par la préparation qu'elle demandera, et ce, même si vous ne pouvez la pratiquer qu'à certaines occasions. Vous ne pouvez pas skier tous les jours, alors vous êtes comme la plupart d'entre nous. Mais, si vous vous entraînez tous les jours en fonction de cette activité, vous deviendrez un meilleur skieur, et qui sait, peut-être que tout le monde pensera que vous en faites tous les jours.

Gagner un trophée
Quand j'étais gamin, on jouait au hockey dans la rue pratiquement tous les jours. Et comme tous les jeunes de mon âge, nous prenions ça très au sérieux. Le temps du jeu, nous devenions nos idoles

de la ligue nationale de hockey, nous tenions précieusement nos propres statistiques et avions même fabriqué notre propre coupe Stanley. Pour nous, jouer au hockey c'était du sérieux. J'ai toujours gardé cet esprit compétitif dans tout ce que j'ai entrepris au cours de ma vie. Évidemment, il faut faire la part des choses. Je suis bon perdant lorsque les choses ne vont pas comme je le souhaiterais, mais j'essaie toujours de voir comment je pourrais améliorer mes performances, et surtout je tente d'évaluer comment je pourrais remettre la main sur *ma* coupe Stanley.

La motivation pour un sport, ou pour une quelconque activité physique en soi, va bien au-delà de l'aspect matériel que la pratique peut engendrer. En effet, il suffit de regarder les athlètes professionnels. Bien que pour la plupart ils gagnent très bien leur vie comme on le sait, on n'a qu'à penser aux joueurs de hockey ou de golf, alors que leur motivation première est d'abord et avant tout de voir leur nom gravé sur cette fameuse coupe Stanley ou de porter cet horrible veston vert à la fin du Tournoi des Maîtres. Aussi, il suffit d'écouter les athlètes olympiques pour se rendre compte que le fruit de toutes ces années d'efforts est, tout compte fait, la quête ultime d'une toute petite rondelle en or d'environ deux pouces et demie de diamètre.

Évidemment, le trophée n'est qu'un symbole d'accomplissement, l'ultime marque de reconnaissance et ses retombées vont bien au-delà de sa valeur matérielle en onces d'or. Aucun doute, elle apporte la satisfaction d'être en parfait équilibre et la seule véritable sensation que tout est non seulement possible, mais que tout est réalisable. Comme l'athlète corporatif qui se sent toujours capable de relever n'importe quel défi, il sait que tout est possible puisqu'il a la capacité de maintenir un équilibre santé qui le mènera là où il veut.

Nous ne participerons pas aux Jeux Olympiques et notre rêve d'être repêché par la LNH s'est évanoui depuis fort longtemps. Toutefois, cela ne nous empêche d'avoir cette formidable attitude de gagnant, le *Feel it*. Il nous suffit de prendre le temps de bien reconnaître les formules gagnantes, de se les approprier et de se les coller à la peau. Le dernier qui a atteint le sommet de l'Everest n'a pas plus de mérite que vous si vous avez travaillé fort pour gravir le mont Sutton. De fait, vous vous êtes entraînés, vous avez réuni tous les éléments gagnants, alors vous aussi méritez votre récompense. Elle peut sembler modeste de prime abord, mais elle vous apporte une réelle satisfaction. Elle est sûrement aussi grande que celle de l'athlète olympique qui monte enfin sur le podium.

Je suis bien fier de me trouver en excellente condition physique aujourd'hui. J'ai encore et toujours l'énergie du *top gun* qui veut propulser sa carrière, alors que je devrais, du moins selon les statistiques, songer à passer le flambeau. À l'âge où je devrais envisager la retraite, je suis motivé plus que jamais par mon business. La réussite financière de mes clients m'inspire, et lorsqu'ils ajoutent l'équilibre santé à cette équation, je ne peux que me considérer privilégié de faire partie d'un tel entourage.

Toutefois, je suis bien conscient que ce n'est pas le cas pour tout le monde. Selon Statistiques Canada, environ un tiers de gens retraités doivent, à un moment ou un autre, retourner sur le marché du travail, et ce, pour des raisons financières la plupart du temps. Ces gens ne sont pas des athlètes corporatifs et ce n'est qu'à partir de ce moment qu'ils réalisent toute l'importance d'investir dans sa santé, autant que dans son plan de retraite. C'est une réalité à laquelle il faut se préparer.

C'est pour cette raison que j'estime que les athlètes corporatifs sont des gens inspirants. Ils nous permettent de voir en eux tout ce que nous pourrions faire pour améliorer notre sort et profiter de la vie au maximum. Ils sont sur le podium, mais ils ne nous regardent pas de haut. Ils ont plutôt l'air de nous inviter à les rejoindre pour que nous puissions, à notre tour, atteindre un équilibre plus que parfait.

DOUZE

LE PARCOURS
Un petit guide de survie

Peu importe le plan de match que vous aurez en main, il vous faudra changer certaines habitudes, il n'y a pas d'autres moyens. C'est à mon avis ce qu'il y a de plus important dans la recherche d'un équilibre santé. Il faut en arriver à se débarrasser de nos mauvaises habitudes, celles que l'on adopte pour la plupart du temps par automatisme, et les remplacer par des nouvelles qui viendront baliser notre parcours vers le succès. Il va sans dire qu'il y a des pièges à éviter tout au long de ce même parcours. Certains sont évidents, alors que d'autres sont plus subtils. Et bien qu'inoffensifs aux premiers abords, ils font des ravages à plus long terme. L'exemple de la cigarette est, sans aucun doute, tout indiqué ici. Je ne crois pas que fumer une cigarette réduira votre espérance de vie, mais l'habitude de fumer quant à elle, le fera assurément.

Lorsque l'on prend le temps de bien identifier les pièges qui nous éloignent de notre plan de match, on réalise du même coup comment il est facile de s'y faire prendre. On n'a qu'à visiter un magasin de grande surface, comme les Walmart et autres aux États-Unis, pour comprendre pourquoi les Américains font maintenant face à un sérieux problème d'obésité sans précédent. La majorité des produits sont issus de l'industrie alimentaire, une nourriture toute fabriquée, et qui ne demande qu'à être réchauffée en moins de deux. C'est peut-être tentant, mais c'est loin d'être santé.

Premier conseil, il ne faut jamais laisser l'industrie alimentaire cuisiner pour vous. Dans la mesure du possible, il faut toujours opter pour des produits frais plutôt que des produits transformés. Les produits industrialisés sont remplis d'additifs pour tenter de redonner une saveur artificielle au goût original du produit que l'on a perdu pendant le procédé. Aujourd'hui, il n'est pas rare de trouver des aliments industrialisés au goût artificiel de citron, alors qu'en même temps on peut acheter du poli à meuble au parfum de vrai citron. Pour les aliments qui ne viennent pas directement de la ferme, la règle à suivre est simple; plus la liste d'ingrédients est courte, et plus ce produit pourrait éventuellement se retrouver sur votre liste selon vos propres visées.

L'industrie alimentaire ne cuisine pas les plats de la même façon que vous le feriez. En fait, elle ajoute du sel, des gras et du sucre dans des proportions que vous n'oseriez jamais inclure dans vos propres recettes. La raison pour laquelle l'industrie offre de tels produits est à l'effet que ça réduit sensiblement les coûts de production et déclenche une forme d'addiction chez les consommateurs. Évidemment, les corporations alimentaires ne parlent pas de dépendance mais utilisent plutôt un message en termes de sens pratique. Par exemple, si vous souhaitez manger des frites, vous devrez laver les pommes de terres, les peler, les couper, les frire dans beaucoup d'huile, nettoyer le tout après, alors que l'odeur restera pendant quelques temps dans votre cuisine. Vos frites seront aussi bonnes, sinon meilleures, que celles des chaînes de restauration rapide. Qui plus est, vous n'en mangerez pas tous les jours, car ça représente beaucoup trop de travail, alors que le *McDo* du coin peut vous en offrir quotidiennement en quelques secondes, et ce, sans aucun effort. Si vous aimez les frites, alors mangez-en, mais assurez-vous surtout de les faire vous-mêmes. Elles seront meilleures parce que, d'une part, ce sera vous qui les aurez faites, et d'autre part, parce que ça fera longtemps que nous en aurez mangées !

Il existe un nombre incroyable de recettes simples à exécuter et qui dépassent de loin tout ce qu'on peut trouver dans les restaurants et les épiceries. Il suffit de quelques notions de base et vous pourrez transformer de vieilles recettes en plat santé où le bon goût ne cède pas la place à la qualité et l'appréciation. Il suffit de taper quelques mots clés dans Google pour trouver des solutions alimentaires à l'infini. Par-dessus tout, vous découvrirez que c'est dans la simplicité que réside la clé du succès. La plupart des plats santé sont simples à la base, peu d'ingrédients, mais ils offrent un apport nutritif adéquat qui vous permettra de passer à travers la journée sans avoir le moindre sentiment de faim, ou de *craving* comme on dit à Paris.

Savoir cuisiner quelques petites recettes santé peut devenir un atout important, voire même crucial, dans votre parcours. Être capable d'exécuter en très peu de temps un plat non seulement bon au goût mais aussi très bien équilibré, et ce à partir de quelques ingrédients à peine, vous permettra assurément d'éviter la plupart des pièges que vous tend l'industrie alimentaire tout autour de vous. Somme toute, la règle d'or est que vous pouvez manger tout ce que vous voulez, en autant que ce soit vous qui le cuisiniez. Vous verrez alors comment les petites gâteries occasionnelles ne deviennent pas des aliments de tous les jours puisqu'elles demandent beaucoup plus de préparation. De plus, vous découvrirez que les plats santé ont l'incroyable qualité d'être simple à préparer.

Aussi, il existe maintenant une panoplie d'outils de cuisine pour vous faciliter la tâche. Que ce soit une yaourtière ou un extracteur à jus, vous pouvez maintenant préparer des plats simples en un tour de main. Quelques poêlons, un bon robot culinaire ou mixeur, et le tour est joué. Il vous en faudra moins de temps pour préparer un plat santé qu'il n'en faut pour le manger.

Au restaurant, ce n'est évidemment pas vous qui êtes le maître d'oeuvre. Toutefois, c'est tout de même vous qui commandez. Alors, prenez le temps de bien faire le tour du menu. Il y a certainement quelque chose pour vous, du moins vous pourriez combiner des aliments, concocter votre propre plat. Plus important encore, si vous ne pouvez obtenir exactement ce que vous souhaiteriez, il vous reste toujours une arme pour vous venir en aide, et c'est de prendre le temps de bien mastiquer pour faciliter votre digestion. Il faut transformer cette occasion en une expérience qui va au-delà de la gastronomie. Profitez de cette opportunité pour faire une pause détente, réduire votre stress. Prenez le temps de savourer chaque aliment, bref de profiter du moment et de l'expérience sensorielle qu'elle vous apporte.

Aussi, il ne faut pas se gêner pour rééquilibrer son repas. Le chef ne sera pas insulté si vous ne finissez pas votre assiette, et s'il l'était,... on s'en fout. Le plus important est de manger lentement tous les bons aliments jusqu'à satiété. S'il en reste, ce n'est pas tout simplement pas votre problème. Bien des gens ont de la difficulté à ne pas vider leur assiette. Laisser le temps à votre estomac d'envoyer l'information à votre cerveau pour lui dire qu'il a tout ce qu'il lui faut pour continuer sa journée. Si vous mangez trop vite, vous aurez dépassé facilement votre apport calorique bien avant de réaliser que vous n'avez plus faim.

À l'inverse, comme je l'ai mentionné au chapitre précédent, il ne faut jamais négliger de prendre un repas. Même pressé, il faut trouver une façon de s'arrêter pour manger. En fait, lorsque l'on saute un repas, il est pratiquement assuré que l'on mangera plus rapidement le suivant, et du même coup, on dépassera le niveau de satiété avant que le message n'arrive au cerveau.

Nous sommes ce que nous mangeons disent les nutritionnistes avec raison. En fait, j'ajouterais aussi que nous sommes comment nous mangeons. Et si en plus d'avoir une génétique défavorable, nous absorbons en grande quantité du sucre raffiné et des gras transgéniques en moins de deux, nos artères se boucheront assurément. C'est alors que se produira une mauvaise circulation, une mauvaise oxygénation, soit l'équivalent d'une mort cérébrale ou, si vous préférez, un vieillissement accéléré ou prématuré de tout notre corps.

En contrepartie, si vous bénéficiez d'une saine alimentation en évitant de consommer des produits chimiques et surtout des matières grasses, vous pourrez profiter d'un équilibre santé qui viendra assurer le bon fonctionnement de vos organes internes.

Il faut aussi se méfier de ce que l'on boit, éviter à tout prix les boissons gazeuses pleines de carbonate de sodium, sucre et caféine. Ces substances engorgent le foie et le pancréas. Il est préférable de boire des limonades, des jus de fruits et même de la bière puisqu'elle est fabriquée à partir d'eau bouillie, d'ingrédients naturels et ne contenant pas de sodium.

Les expériences cliniques démontrent clairement que la consommation modérée d'alcool, particulièrement après cinquante ans, améliore la qualité de vie puisque c'est un vasodilatateur coronaire, qu'il diminue le cholestérol et il agit aussi comme un léger sédatif, réduisant le stress, facilitant certainement une meilleure détente.

En fin de journée, si vous n'avez pas à conduire, servez-vous un verre de vin rouge. Ainsi, cette dose remplacera la nitroglycérine pour dilater vos artères, les statines pour abaisser le cholestérol et le valium pour combattre l'anxiété. Un *p'tit coup* et le tour est joué. En plus, si vous trinquez avec des gens que vous aimez, l'effet se multipliera. Attention toutefois, la consommation modérée équivaut à un ou deux verres à la fois. Au-delà de cette quantité, l'effet est plutôt inversé et il pourrait entraîner de façon prématurée certaines complications et autres problèmes.

Bouger plus ou bouger mieux ?

Il ne fait aucun doute que c'est la recommandation qui revient le plus souvent, et avec raison. En fait, peu importe les objectifs visés, il faut s'assurer d'un minimum d'activité physique dans une journée. Toutefois, ici la qualité prime sur la quantité. Il n'est pas nécessaire de se torturer au gym pendant des heures pour s'activer. Il faut plutôt profiter de chaque petite occasion qui s'offre à vous, comme marcher à chaque fois que l'occasion se présente, prendre l'escalier plutôt que l'ascenseur, faire quelques exercices simples peu importe où vous êtes.

En fait, c'est ce que nos amis Américains appellent le *NEAT*, le *nonexercice activity thermogenesis* que je traduirais librement par des activités qui sont de bonnes habitudes à inclure tout au long de sa journée. Il s'agit d'activités aussi simples que faire la vaisselle, jardiner, jouer avec vos enfants, ou petits-enfants selon le cas, magasiner, promener le chien, aller à la poste et même simplement se tenir debout. Le *NEAT* est un vrai *win-win* tant pour les gens très occupés que pour les plus sédentaires d'entre nous. Et plus vous pourrez ajouter ce type d'activité et meilleurs seront vos résultats dans l'atteinte d'un équilibre santé.

Les petites actions sont faciles à oublier, et c'est là la bonne nouvelle. En effet, il devient tellement simple d'ajouter ou de changer une activité dans votre horaire, que vous aurez peine à vous en rendre compte. De plus, il ne fait aucun doute que ces petits changements viendront contribuer significativement à l'amélioration de votre équilibre santé. Tout ce que vous avez besoin de faire, c'est d'ajouter de petites habitudes simples qui vont créer une demande supplémentaire dans votre routine quotidienne. Contrairement aux activités physiques de haute intensité au gym, elles ne viendront pas avec un sentiment de faim.

Ces petites habitudes peuvent aisément contribuer à brûler des centaines de calories par jour. Ce peut être le moyen le plus efficace pour perdre ce surplus de poids, lentement mais sûrement.

Imaginez un instant que ces petites activités supplémentaires vous prennent deux cents calories par jour. C'est pratiquement deux livres de moins par mois sur la balance. Connaissez-vous bien des gens avec un surpoids qui ont perdu 25 livres en un an sans aller suer comme un porc au gym et sans suivre une diète sévère ?

Évidemment, bouger plus et bouger mieux ne se limite pas uniquement à la seule perte de poids. Pour devenir un athlète corporatif, il faut que l'ensemble soit performant, de la capacité cardiaque à la force musculaire.

Pour améliorer sa capacité cardiovasculaire, il suffit d'un effort soutenu pendant une vingtaine de minutes où le rythme cardiaque oscille entre 75 et

85 % de sa capacité maximale. Un calcul simple à faire pour trouver cette donnée est de soustraire votre âge au nombre 220, c'est qui représente exactement 100 % de votre capacité maximale.

Pour améliorer sa capacité musculaire, il faut faire une petite série d'exercices d'une bonne intensité. Selon le ou les sports et activités que vous avez choisis de pratiquer, il vous faudra vous assurer de préparer votre masse musculaire en conséquence. Des exercices précis sont de mise et l'intensité variera selon les objectifs fixés.

Les séances de spinning, d'aréobie, d'aquaforme ou de Pilates exigent une planification serrée pour profiter au maximum de l'entraînement prévu. Les sports souvent pratiqués pour le simple plaisir comme le canoë, le kayak et autres ont aussi des exigences d'entraînement qui peuvent demander tout autant. Le golf, par exemple, a des exigences fort différentes selon que l'on utilise la voiturette ou que l'on marche en transportant soi-même son équipement. La température viendra également jouer un rôle important alors qu'il faudra plus d'énergie pour jouer les jours plus froids en début ou à la fin de la saison.

Le plus important est de travailler avec un professionnel qui vous aidera à décortiquer les mouvements nécessaires à la réussite de votre activité physique. Il vous aidera à dresser la liste des petits exercices à effectuer sur une base régulière, et ce, de façon toute simple, sans nécessiter tout un attirail d'accessoires. Croyez-moi une série de *push-ups* remplace adéquatement bien des équipements fort dispendieux et avec lesquels vous risquez beaucoup plus de vous blesser que d'améliorer votre condition.

La vie est un long parcours
Chacun d'entre nous entreprend un parcours qui lui est propre. Certains parcours conduisent directement au sommet tandis certaines autres nous amènent tout droit vers la catastrophe. Le plus important est de savoir comment il nous est possible de maintenir le cap pour se rendre à bon port. Tout au long de notre vie, nous traversons plusieurs phases de notre existence. Notre première vie, celle de la petite enfance où nous jetons les bases de notre développement est suivie par l'enfance, la période de deux à dix ans, l'adolescence, de onze à dix-huit ans et l'âge adulte de dix-huit à 25 ans. Vient ensuite la fleur de l'âge, de 25 à 40 ans, l'âge où tous les rêves sont permis. Selon plusieurs études, il semblerait que c'est au cours de cette période où nous fournissons les plus grands efforts qui feront toute la différence entre vieillir en santé, tant sur le plan physique que financier, et mal vieillir.

La deuxième vie, comme on sait, commence à 40 ans, alors que le troisième âge commence à 60 ans. Toutefois, passé le cap des 50 ans, il est encore plus illusoire de prendre sa santé pour acquise. À cet âge, c'est comme si nous n'étions plus sur la garantie, et il faut avoir un contrôle absolu sur son équilibre santé. L'idée, c'est de s'assurer de bien vieillir.

Dès la cinquantaine, aucun doute que vous êtes d'abord ce que vous mangez, que vous vous entraîniez comme un athlète ou un sportif de salon. D'un autre côté, il faut toutefois éviter d'être plus catholique que le Pape. La vie est une belle aventure et il ne faut pas faire un dogme de tous les conseils santé qui pleuvent de toute part.

Par exemple, en visite chez des parents ou des amis, ne refusez pas un aliment un peu trop gras tout simplement parce que votre médecin vous a dit de ne pas en manger. Rien ne peut remplacer la joie et le plaisir de se retrouver entre amis. Même les matières grasses et les alcools se métaboliseront bien à la suite d'une soirée agréable. Les mécanismes de compensation de notre corps sont encore très méconnus. Si vous profitez pleinement de votre soirée, la grave faute diététique se transformera rapidement en petit écart fort acceptable.

Par-dessus tout, votre entourage est un élément crucial de votre plan de match. Vos parents et amis font indéniablement partie de votre équipe. Votre attitude face eux, et la leur face à vous, en disent long sur vos chances de réussite. La famille est une des plus vieilles valeurs refuges qui existent en ce bas monde. Dans le vie, on quitte une famille pour en fonder une autre. Les gens qui font partie de votre entourage immédiat sont ceux qui viennent conditionner votre succès. À vous de leur attribuer la place qui leur convient. Les athlètes corporatifs savent d'abord et avant tout comment bien s'entourer. Leur équipe est triée sur le volet et chacun doit pleinement assumer son rôle. Il ne fait aucun doute qu'ils recherchent la même chose dans leur vie familiale. L'équilibre santé et patrimonial repose sur des valeurs qui sont la base même d'une stabilité à toute épreuve. Dans les temps heureux comme dans les temps difficiles, c'est sur cette unique valeur que les vrais athlètes corporatifs savent compter pour relever n'importe quel défi.

Peu importe le parcours que nous entreprenons vers le succès, nous nous devons de miser sur des atouts qui nous aideront à atteindre notre objectif ultime. Il ne fait aucun doute que l'équilibre santé est à la base de tout ce que nous faisons et désirons faire. C'est le premier investissement sur lequel nous devrions compter pour réaliser tous les autres. Pour la plupart d'entre nous, la nature nous a gratifié de tous les éléments essentiels pour savourer une vie en pleine santé. C'est nous, et personne d'autre, qui avons modifié en cours de route les aspects de notre style de vie qui nous définissent actuellement. Tout au long de notre parcours, nous avons acquis un savoir avec l'aide de nos parents, nos professeurs, nos collègues, nos amis et professionnels de tous les milieux. C'est par ce que nous sommes devenus à travers eux que toutes les décisions que nous avons prises tout au long de notre parcours viennent aujourd'hui se refléter directement dans notre style de vie.

C'est pourquoi, mon équipe et moi avons décidé d'ajouter un véritable portefeuille style de vie à notre offre en gestion de patrimoine et de planification financière. Nos clients sont à la hauteur de leurs attentes sur le plan patrimonial. Et s'ils ont dû mettre de côté leur équilibre santé au profit de leur équilibre financier, nous sommes prêts à les aider à retrouver cet équilibre qui leur permettra de profiter au maximum de tout ce qu'ils ont réussi à construire de façon si admirable.